W0057505

Summm
Trennkost für Berufstätige

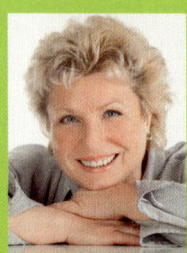

Ursula Summ, Bestsellerautorin zahlreicher Trenn-
kostbücher, wurde 1947 in Hofheim im hessischen
Taunus geboren. Schwer übergewichtig und krank,
entdeckte sie, nach vielen vergeblichen Diätversu-
chen, 1978 die Hay'sche Trennkost für sich selbst.
Zum ersten Mal fand sie wirkliche Hilfe und begann,
diese Ernährung weiterzuentwickeln und ihre Erfah-
rungen anderen Menschen mitzugeben. Haben Sie
Spaß an der Trennkost gefunden und möchten persönlich von Ursula Summ beraten werden? Dann
können Sie über die Website der Autorin
www.trennkost.de an einem Trennkost-Kurs teilneh-
men. Per Post oder zum Download erhalten Sie von
ihr ein komplett ausgearbeitetes Programm zur
Gewichtsabnahme. Nach Kursende können Sie Ihr
erworbenes Wissen auch beruflich nutzen und
Trennkost-Berater/-in werden.

Weitere kostenlose Informationen rund um
das Abnehmen erhalten Sie bei:
Trennkost-Club Ursula Summ Buzon N° 356
Calle Patricio Ferrandiz 40
E-03700 Denia/Alicante
Spanien
Tel. (0034) 966 421 120
Fax (0034) 965 784 715
E-Mail: summ@trennkost.de
Homepage: www.trennkost.de

Ursula Summ

Trennkost für Berufstätige

So klappt Abnehmen auch im Job

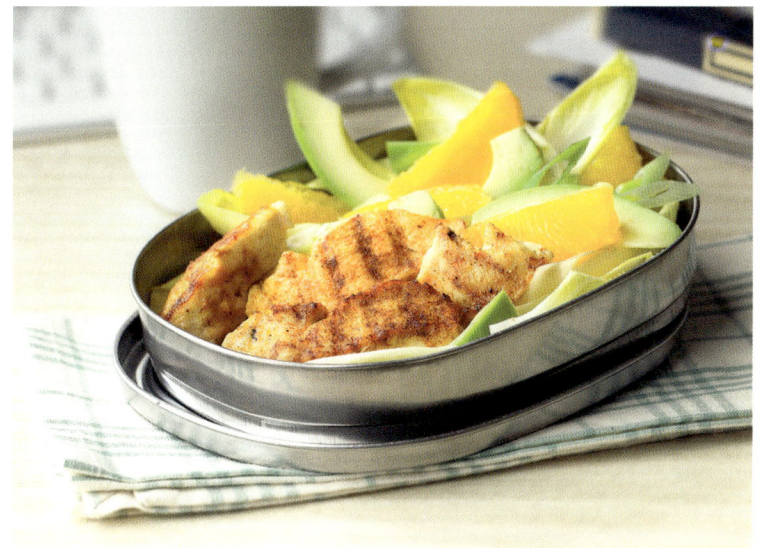

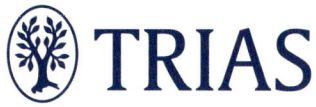

INHALT

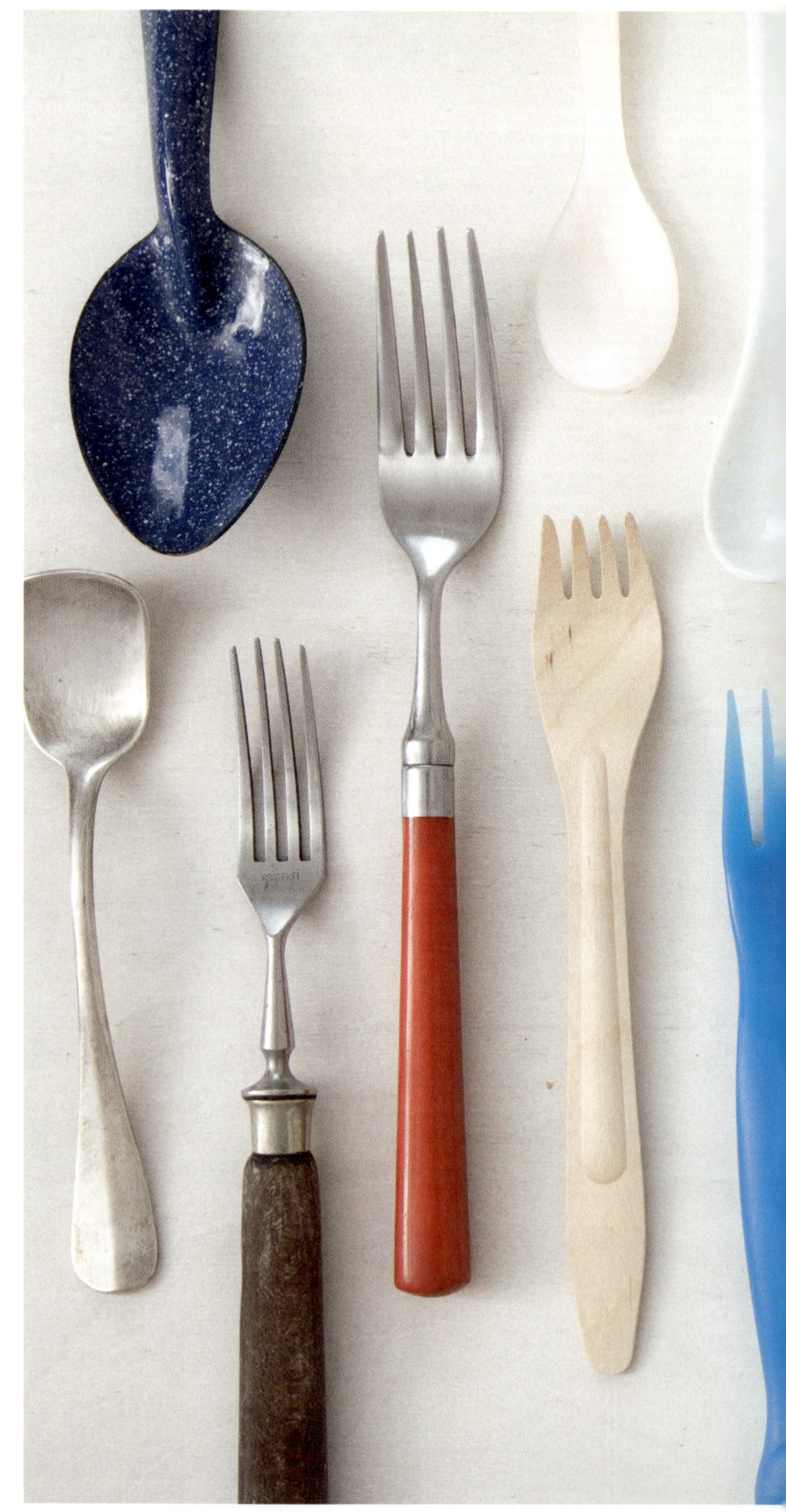

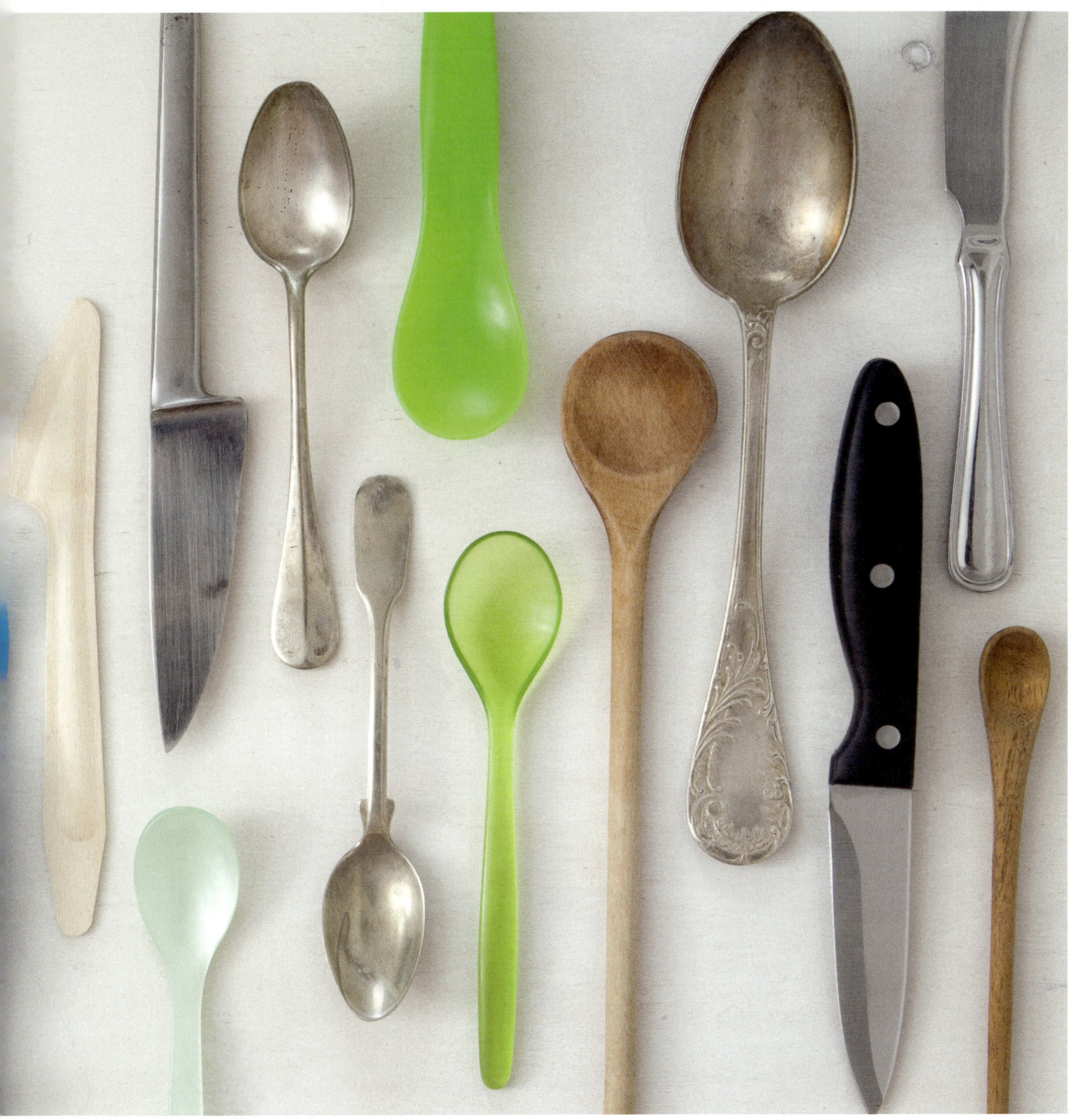

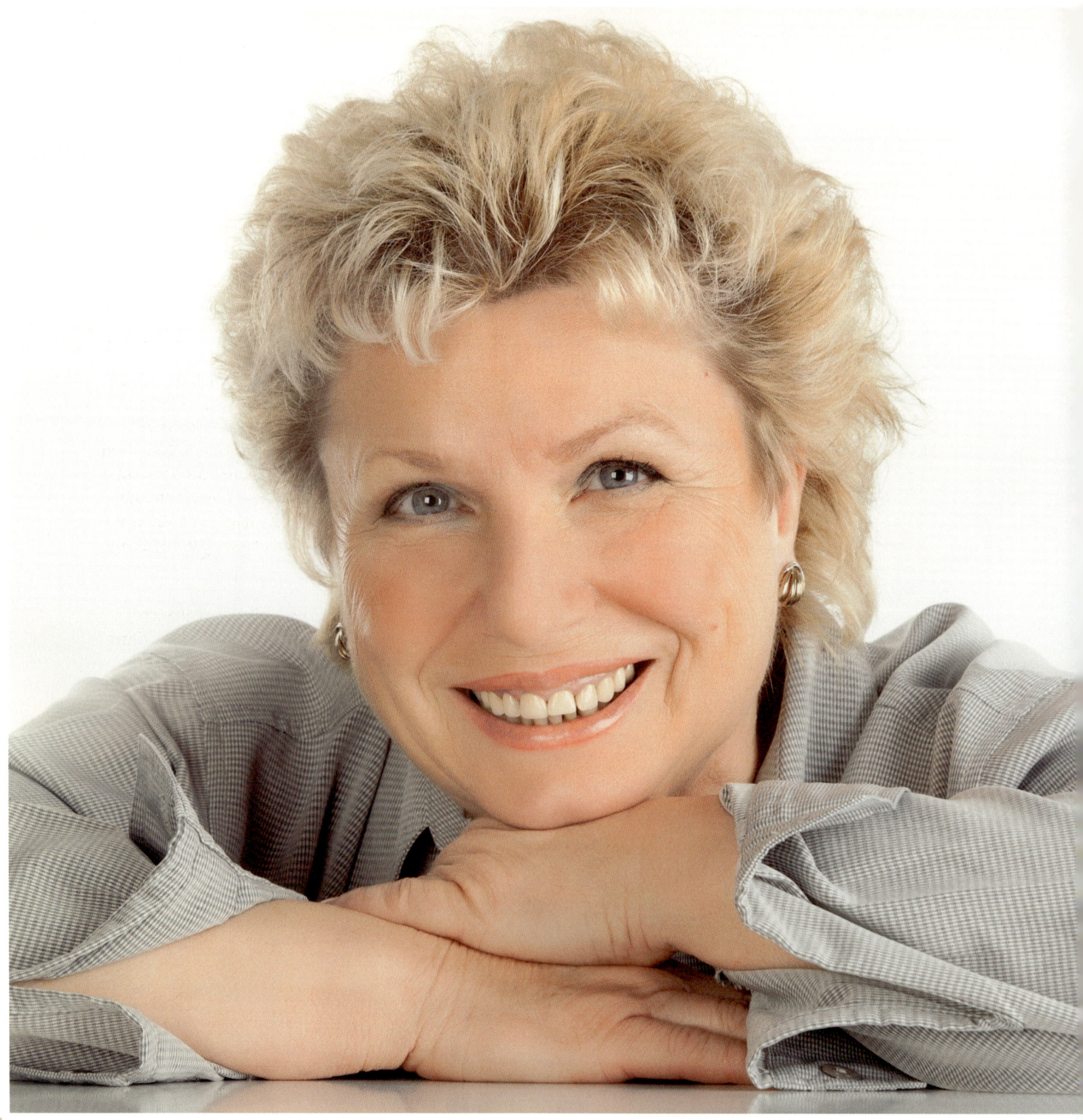

Liebe Leserin, lieber Leser,

berufstätig sein und zusätzlich für das eigene Wohl zu sorgen, damit sind in der heutigen hektischen Zeit viele Menschen überfordert. So haben Fast-Food-Restaurants und Fertiggerichte Hochkonjunktur. Gesundes Essen bleibt dabei oftmals auf der Strecke.

Dass trotz Tageshektik eine gesunde und ausgewogene Ernährung möglich ist, möchte ich Ihnen mit dem vorliegenden Buch beweisen. Ganz nach dem Motto „Wer selbst kocht, weiß, was er isst" möchte ich Sie zum Kochen ermutigen. Sie werden sehen, wie einfach es ist, trotz Zeitmangel fantasievoll und originell zu kochen. Im Rezeptteil präsentiere ich Ihnen viele neue leckere und leichte Gerichte, die Ihnen als Berufstätigen sehr entgegenkommen, da sie alle gut geeignet zum Vorbereiten und zum Mitnehmen sind. Egal ob Sie einen festen Arbeitsplatz in einem Büro haben, im Verkauf oder in der Pflege arbeiten oder aber sehr viel unterwegs sind, für jede Situation werden Sie etwas Geeignetes finden.

Es ist höchste Zeit, die Ernährung wieder auf „Natürlichkeit" umzustellen.

Mit dem vorliegenden Buch möchte ich Sie zu einer harmonischen Lebensweise motivieren, zu neuen Ideen anregen und Ihnen zeigen, dass trotz Tageshektik eine gesunde und ausgewogene Ernährung möglich ist.

Die Rezepte sind einfach nachzukochen und abwechslungsreich. Zudem habe ich mich von der italienischen, spanischen, griechischen und asiatischen Küche inspirieren lassen. Ob Fleisch oder Fisch, Pasta, Couscous, Gemüse oder Salate, es ist für jeden Geschmack etwas dabei. Auch wenn Sie im Kochen nicht so geübt sind, müssen Sie keine Scheu haben, sich an den Herd zu stellen, denn meine Gerichte sind wirklich leicht nachzukochen. Auch die Trennkost ist einfach – statt drei Speisen – wie zum Beispiel Kartoffeln, Fleisch und Gemüse – bereiten Sie bei Trennkost nur noch zwei Speisen zu.

So bleibt der Traum aller Vielbeschäftigten, sich mit ein paar Handgriffen schnell eine komplette Mahlzeit zaubern zu können, keine Illusion mehr.

Und wenn Sie einmal auswärts essen gehen möchten – in der Kantine oder im Restaurant neben dem Büro –, nehmen Sie einfach das beiliegende Heft mit. So müssen Sie auch unterwegs nicht auf Trennkost verzichten.

Viel Spaß beim Entdecken, Kochen und Genießen.

Herzlichst, Ihre Ursula Summ

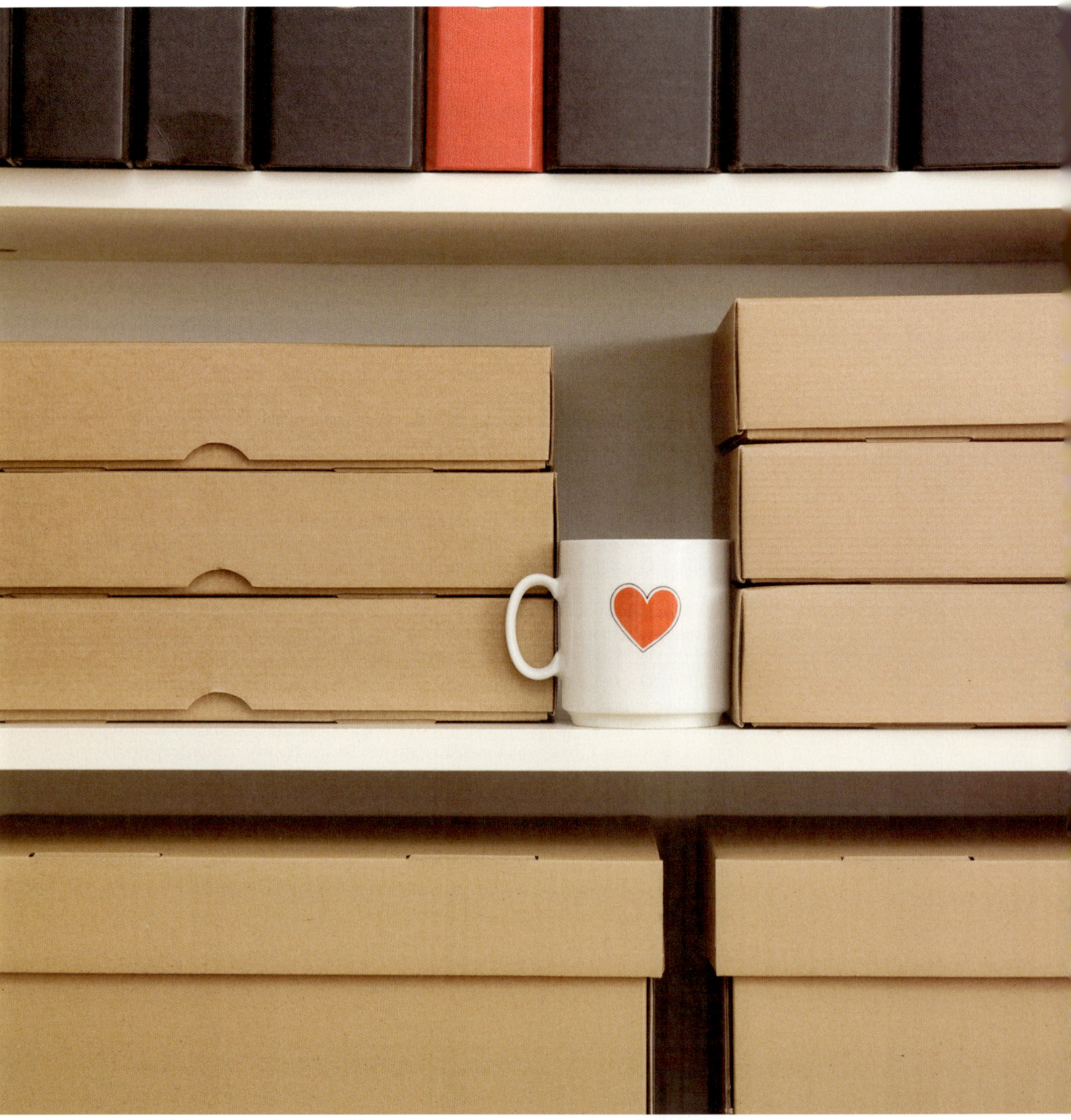

Trennkost – auch im Job ideal

Wer fleißig arbeitet, hat sich auch eine leckere „Pausenmahlzeit" verdient. Meine Trennkost-Gerichte bieten Ihnen eine köstliche Abwechslung zu Kantine, Schnellimbiss oder Fast-Food-Restaurant. Zuhause schnell und einfach zubereiten, am Arbeitsplatz gleich verspeisen oder kurz in der Mikrowelle erwärmen. Fertig ist die perfekte Mahlzeit!

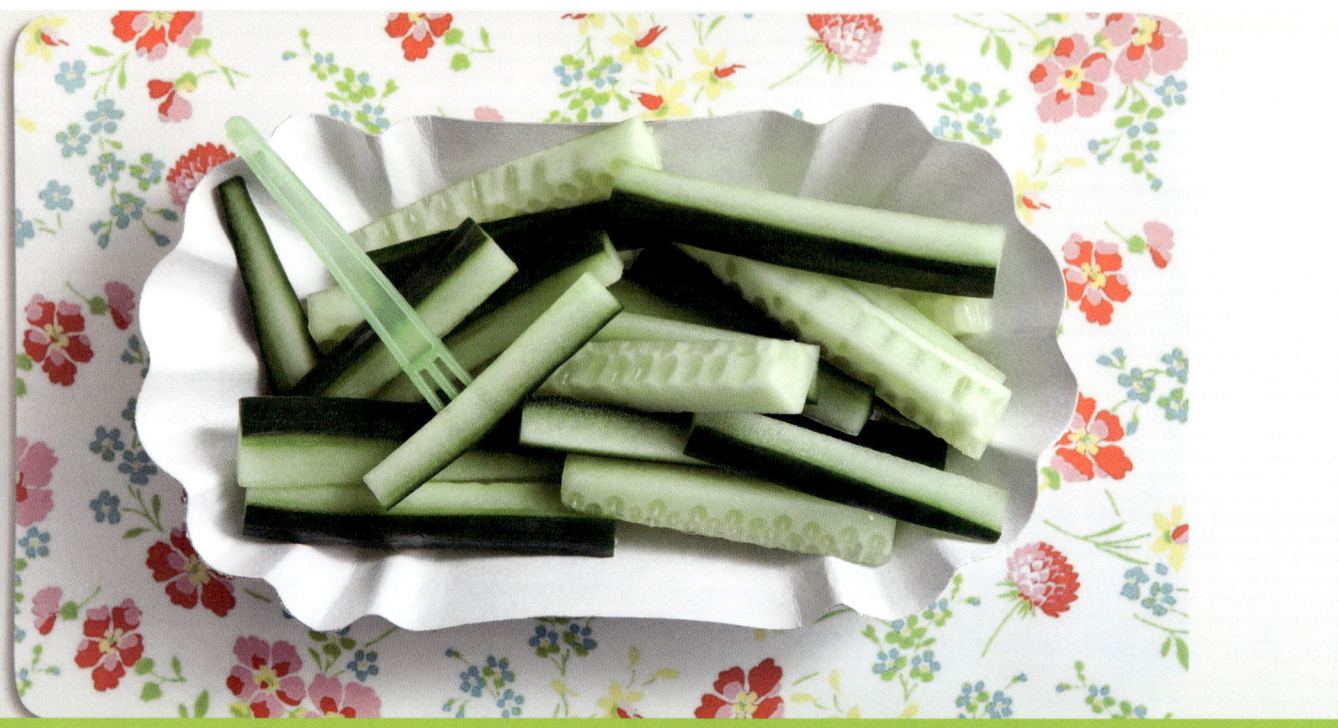

Trennkost im Berufsleben

Wer im Berufsleben steht, muss sich seine Leistungskraft bewahren. Dies gelingt ganz leicht mit der vitamin- und mineralstoffreichen Trennkost und bewährten Tipps.

Berufstätigkeit verlangt in vielen Bereichen eine gut organisierte Planung. Und auch das Essen ist dabei wichtig. Mit guter Vorbereitung und gezieltem Timing kommen Sie Ihrem Ziel „Gesund essen und dabei genießen" ein Stück näher. So gehen Sie vor: Überlegen Sie im Voraus, was Sie gerne essen möchten, welche Zutaten Sie dazu benötigen und wann Sie dies zubereiten können.

Benutzen Sie sinnvolle Küchengeräte, die Zeit sparen helfen und gleichzeitig Nährstoffe schonen, wie beispielsweise Schnellkochtopf, Römertopf, Wok, Töpfe mit hitzespeichernden Böden oder Dämpfeinsätze für Gemüse und Fisch. Zum Pürieren von Suppen oder Gemüse hat sich ein elektrischer Schneidstab mit viel Power bewährt. Zum Raspeln nehmen Sie am besten einen bewährten Gemüsehobel, der gerne auf Märkten angeboten wird. Zum Würfeln und Zerkleinern von Tomaten, Zwiebeln, Gurken, Kartoffeln, Äpfeln und anderen Gemüse- und Obstsorten ist es am zeitsparendsten, wenn Sie einen Zerhacker, ein scharfes Messer oder eine elektrische Küchenmaschine benutzen. Die Zubereitung der Speisen gelingt Ihnen leichter, wenn Sie sich im Vorfeld das gesamte Rezept sorgfältig durchlesen. Stellen Sie anschließend alle Zutaten griffbereit zusammen.

Mit diesen Tipps ist gutes Gelingen gesichert.

Das Trennkost-Prinzip: richtig kombinieren

Die Grundlage des Trennkost-Programms liegt in der richtigen Kombination der Lebensmittel. In der Praxis heißt das: Nahrungsmittel nicht wahllos miteinander mischen, sondern harmonisch aufeinander abstimmen. Wie Sie vielleicht von den Vitaminen und Mineralstoffen wissen, können sich Nährstoffe in ihrer Wirkung sowohl behindern als auch verstärken. Ähnlich kann der Körper auf ungünstige Nahrungsmittelkombinationen mit Unverträglichkeiten reagieren, harmonisch kombinierte Speisen hingegen liefern dem Körper Wohlgefühl. Sicher wissen Sie aus eigener Erfahrung, dass es Ihrem Körper nicht unbedingt guttut, wenn Sie alles durcheinanderessen. Kleinkinder verspüren diesen Missklang im Bauchbereich besonders stark, da sie noch sehr viel feinfühliger sind als wir Erwachsenen.

Das richtige Verdauungsmilieu

Für diese Disharmonie in der Verdauung gibt es eine biochemische Erklärung: Eiweiß benötigt zur Aufspaltung andere Verdauungssäfte als Kohlenhydrate. Eiweißreiche Nahrungsmittel wie Fleisch oder Fisch, aber auch Obst mit Fruchtsäure brauchen saure Verdauungssäfte; Kohlenhydrate wie Kartoffeln, Reis, Nudeln, Brot oder Obst ohne Fruchtsäure benötigen basische Verdauungssäfte. So ist es eine logische und bewährte Schlussfolgerung, diese beiden Nahrungsmittelgruppen nicht innerhalb einer Mahlzeit miteinander zu kombinieren. Sehr rasch werden Sie die wohltuende Wirkung der Trennkost im Magen- und Darmbereich verspüren. Insbesondere Menschen, die unter Sodbrennen, Blähungen, Völlegefühl oder Verdauungsstörungen leiden, profitieren überaus schnell von diesen harmonisch zusammengestellten Lebensmitteln. Auch die ständige bleierne Müdigkeit weicht neuen Energien. Damit Sie ganz sichergehen, finden Sie auf den Seiten 20 bis 21 den Trennkost-Kombiplan – hier können Sie ablesen, welche Lebensmittel ideal zusammenpassen.

Welche Bedeutung haben die „Neutralen Lebensmittel"?

Des Weiteren finden Sie auf dem Trennkost-Kombiplan Nahrungsmittel, die sich sowohl mit eiweißreichen als auch mit kohlenhydratreichen Speisen vertragen, unsere „Neutralen". Sie beeinflussen weder die Eiweiß- noch die Kohlenhydratverdauung ungünstig, sondern harmonieren mit allen Nahrungsmitteln. Die Neutralen sind nochmals in zwei Gruppen unterteilt – nach Säure bildender und Basen bildender Kost.

Mit den Neutralen Teil 1 bitte sparsam umgehen, mit den Neutralen Teil 2 großzügig. Möglicherweise finden Sie verschiedene Zuordnungen widersprüchlich, doch auch hierfür gibt es Erklärungen. So können Sie z. B. gesäuerte Milchprodukte (eiweißreich, aber trotzdem neutral) gut mit den Kohlenhydraten zusammen essen.

WICHTIG

Schwerstarbeit

Der Akt der Verdauung bedeutet für den Organismus Schwerstarbeit und wird oftmals unterschätzt. So können sich die Folgen von falsch kombinierten Speisen anfangs durch Sodbrennen, Völlegefühl, Blähungen, Verdauungsstörungen, bleierne Müdigkeit, später aber auch durch Übergewicht zeigen.

11

Denn das Eiweiß von Joghurt, Quark, Buttermilch usw. verändert sich durch den Säuerungsprozess, flockt aus und wird somit leichter verdaulich. Bei Käsesorten, die aus roher Milch geschöpft sind, wird die Milch durch die Milchsäurebakterien ebenfalls gesäuert, und sie flockt aus, sodass der Käse leichter verdaulich wird. Erhitzte und pasteurisierte Käsesorten sind etwas schwerer verdaulich und zählen zur Eiweißgruppe.

Milch, egal welche Fettstufe, zählt zur Eiweißgruppe und sollte nicht mit Kohlenhydratgerichten verarbeitet werden (z. B. im Kartoffelbrei, Reisbrei, Pudding oder Kuchen). Milch zählt zu den schwer verdaulichen Nahrungsmitteln, da sie im Magen aufgrund der sauren Verdauungssäfte gerinnt und einen Klumpen bildet.

Einen neutralen Milchersatz für kohlenhydrathaltige Gerichte können Sie aus ⅓ süße Sahne und ⅔ Wasser herstellen. Auch Soja-, Hafer- oder Reismilch bieten sich hier an.

Rohes Fleisch und roher Fisch sind ebenfalls eiweißreiche Lebensmittel, zählen dennoch zu den Neutralen, da ihre Zellstruktur noch unverändert ist. Durch Erhitzen verändern sich die Zellmembranen, verhärten und verdichten sich und werden dadurch schwerer verdaulich.

Besonderheiten bei Äpfeln und Tomaten

Der frische saftige Apfel enthält noch sehr viel Fruchtsäure und zählt darum zur Eiweißverdauung. Der abgelagerte, leicht runzelig gewordene Apfel hat diese Fruchtsäure verloren, hat Kohlenhydrate gebildet und zählt nun zu den Kohlenhydraten. Die Sorten spielen dabei keine Rolle.

Tomaten gehören im Rohzustand in die Gruppe der Neutralen. Im gekochten Zustand bilden Tomaten Säuren und werden nun den Eiweißen zugeordnet. Darum sollten Tomaten möglichst nicht in Aluminiumtöpfen gekocht werden. Die Säure greift das Metall an, wodurch das Kochgut einen metallischen Geschmack annimmt.

Zeit ist Gesundheit

Leistungsfähige und motivierte Berufstätigkeit setzt eine gute Gesundheit voraus. So bieten inzwischen viele Unternehmen ihren

WICHTIG
Tomaten

Tomaten aus der Dose sind erheblich gesünder als Wintertomaten aus dem Treibhaus. Dosentomaten werden in der Hauptsaison vollreif verarbeitet. Dadurch enthalten sie erheblich mehr vom gesunden roten Farbstoff „Lycopin". Dieser Stoff gehört zur Gruppe der Carotinoide und ist bekannt für seine zellschützende Wirkung. Auch Mineralstoffe wie Magnesium, Kalium und Calcium sind in Dosentomaten noch erhalten, doch das Vitamin C und die B-Vitamine bleiben beim Konservieren leider auf der Strecke.

Mitarbeitern ein breites Spektrum gesundheitlicher Informationen an. Unterstützen Sie solche Vorhaben, denn wenn Sie verstehen, wie sie Ihre eigene Gesundheit positiv beeinflussen können, haben Sie die Chance, wertvolle Zeit nicht durch unerwünschte Krankheiten zu vergeuden.

Ob erhöhte Blutfettwerte, Magen-Darm-Probleme oder andere Leiden – mit dem richtigen Wissen lassen sich solche kräftezehrenden Beschwerden oftmals auf natürliche Weise beheben. So ist es ein Gewinn für alle, die gesund bleiben möchten, sich über den Säuren-Basen-Haushalt im Körper zu informieren. Mit diesen wertvollen Informationen steigern Sie mit einfachen Mitteln Ihr Wohlbefinden.

Das Säuren-Basen-Gleichgewicht

Unser Organismus wird täglich mit einer Flut saurer Stoffe belastet. Diese Säuren entstehen im Stoffwechsel, beim Ab- und Umbau der Nahrung, aber auch durch seelische Belastungen. Der Körper verfügt zwar über Fähigkeiten der Entgiftung, doch eine unaufhörliche Flut saurer Abfallstoffe kann auch der gesündeste Organismus auf Dauer nicht verkraften. Erste Anzeichen einer Übersäuerung ist eine bleierne Müdigkeit. Aber auch andere Beschwerden und Krankheiten wie Kopf- und Gliederschmerzen, Gicht, Rheuma, Herzinfarkt, Krebs usw. sind der Übersäuerung des Gewebes zuzuschreiben.

Diese schleichende Selbstvergiftung kann durch einen vernünftigen Lebenswandel, eine positive Einstellung und gesunde Ernährung verhindert bzw. aufgehalten werden.

Dabei behilflich sind die Basen, chemisch gesehen das Gegenteil der Säuren. Diese basischen Stoffe befinden sich in Gemüse, Salaten, Keimlingen, Rohkost, Obst, Kartoffeln sowie in wertvollen Ölen. Es handelt sich hierbei um Mineralien, Vitamine und Spurenelemente, die fähig sind, einen Überschuss an Säuren zu neutralisieren und aus dem Körper auszuscheiden. Natürlich verfügt der Körper auch über eigene Basenreserven. Sie sind Bestandteil unserer Knochen, Knorpel, Gelenke, Sehnen und Bänder. Werden dem Körper nicht genügend basische Stoffe über die Nahrung zugeführt, holt er sie aus den körpereigenen Depots. Geschieht dies über einen längeren Zeitraum, bauen Knochen, Muskulatur, Knorpel, Sehnen und Bänder langsam ab, und wir werden krank.

Damit dies nicht passiert, ist es wichtig, auf das richtige Verhältnis von Säuren und Basen bildenden Nahrungsmitteln zu achten. Der ideale Mix besteht aus 60 bis 80 Prozent basischen Lebensmitteln und 20 bis höchstens 40 Prozent Säurelieferanten.

Darum achten Sie bei der Auswahl der Speisen auf mehr Qualität. Nehmen Sie lebendige Kost zu sich und

WICHTIG
Rezeptarten
In den Rezepten sind die eiweißreichen Mahlzeiten blau, die kohlenhydratreichen Mahlzeiten orange und die neutralen Mahlzeiten grün gekennzeichnet.

nicht tote, industrielle Nahrung. Essen Sie frisches Obst, Salate und Gemüse. Trinken Sie vitaminreiche Säfte. Verwenden Sie hochwertige, kalt gepresste Öle und vermeiden Sie gehärtete Fette. Bevorzugen Sie Fisch, Meeresfrüchte und mageres Fleisch. Gepökelte und geräucherte Speisen sollten nicht zu oft auf dem Speiseplan stehen. Gleiches gilt für alkoholische Getränke, Limonaden, Süßstoffe, Zucker, Weißmehlprodukte und Fertiggerichte.

Gesundes Essen am Arbeitsplatz

Berufstätige haben es, was Essen betrifft, nicht immer leicht. Berufsalltag, Haushalt, Familie und verbleibende Freizeit werden viel zu oft von einem voll gepackten Terminkalender regiert. Da bleibt gesundes Essen oftmals auf der Strecke.

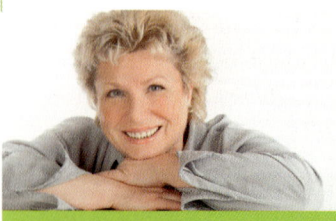

Meine eigene Erfahrung

Wenn ich auf Vortragsreisen bin und keine Gelegenheit hatte Selbstgemachtes mitzunehmen, dann bleibt mir bei Zeitnot nur der Gang zum Supermarkt, Bäcker, Metzger oder zur Imbissbude. Aufgefallen dabei ist mir, dass man an jeder Ecke deftige und auch süße Backwaren in Hülle und Fülle kaufen kann, den Obststand suchen muss und eiweißreiche Gerichte nur im geringen Maße findet. Meistens entscheide ich mich dann für ein mit Käse oder Lachs belegtes Brötchen oder eine heiße Wurst. Dagegen ist in dem Fall sicher nichts einzuwenden. Doch dauerhaft ist für mich die schnelle Mahlzeit im Stehen, zwischen Tür und Angel, keine gute Lösung. Zu sehr ist mir bewusst, dass Nahrung eine wichtige Energiequelle und Baustoff zugleich ist. Mit dem Essen entscheide ich mich, wie fit und vital ich bin. Je frischer und vitaminreicher mein Essen ist, umso besser werde ich den täglichen Anforderungen gerecht.

Ich gehöre noch zu der Generation, wo das tägliche Essen selbst zubereitet wird und vor einer Reise Lunchpakete gepackt werden. Erstens macht mir das Spaß, weil ich weiß, was ich esse und zweitens sich auch mein Geldbeutel darüber freut.

Doch umdenken ist angesagt. Die moderne Welt bedient sich der Angebote vom Pizza-Lieferservice, Catering und Bring-Diensten. Gerade Bring-Dienste, in einem breit gefächerten Netzwerk miteinander verknüpft, werden immer beliebter. Auf Webseiten kann man das riesige Angebot begutachten und per Mausklick schnell sein Lieblingsgericht bestellen. Ob Sushi, Pizza, Pasta, Barbecue, chinesisches Essen, belegte Brötchen, Döner, Kuchen oder Eis – alles was das Herz begehrt kann man heute im Internet bestellen. Sicher oftmals sehr praktisch und in gewissen Situationen zeitsparend sinnvoll.

Wenn Sie sich dieser Lieferdienste bedienen, ist meine Empfehlung, auch hier, Gesundheit und Frischegrad mit zu berücksichtigen. Denn auch schmackhafte Salatteller und Obst sind im Angebot enthalten.

Gesund essen ist keine Hexerei

Doch trotz dieses modernen Bestellservices möchte ich Sie gerne auf die Vorzüge der Trennkost auf-

---

WISSEN

So versorgen Sie Ihren Körper optimal und wirken einer Übersäuerung entgegen.

Stark Basen bildend:
Gemüse, Salate, Kartoffeln, Keimlinge, frische Kräuter, Obst, Sahne

Mittel bis schwach Basen bildend:
Pilze, frisch gepresste Säfte, Butter, Nüsse, Trockenobst

Stark Säure bildend:
Fleisch- und Wurstwaren, Fisch und Meeresfrüchte, Eier, Käse, Weißmehlprodukte, Nudeln, Hülsenfrüchte, raffinierter Zucker, Süßwaren, gehärtete Pflanzenfette, raffinierte Öle, Limonaden, Kaffee, schwarzer Tee, Kakao, alkoholische Getränke

Mittel bis schwach Säure bildend:
Getreide, Vollkornprodukte, Quark, gesäuerte Milchprodukte

merksam machen. Es lohnt sich wirklich! Denn trennkostgerechtes Kochen ist in der Zubereitung viel einfacher, als Sie vielleicht denken. Statt drei Speisen – wie zum Beispiel Kartoffeln, Fleisch und Gemüse – bereiten Sie bei Trennkost nur noch zwei Speisen zu. Im Rezeptteil finden Sie eine große Anzahl pfiffiger Rezepte, die Sie im Handumdrehen ohne große Mühe schnell selbst herstellen können. Der Lohn für trennkostgerechtes Essen ist ein besseres Körpergefühl. Kein drückender Magen, kein Sodbrennen und auch kein Leistungsknick nach einer Mahlzeit. Dafür ein Auftanken an Power und Energie.

Wir meinen oft, es ist die fehlende Zeit, die uns zu Fast Food und schnellen Gerichten greifen lässt. Aber einmal Hand aufs Herz – ist es nicht oftmals die pure Lustlosigkeit oder Bequemlichkeit, sich nicht mit Selbstgemachtem zu versorgen? Im Stillen weiß jeder, dass es ginge, aber sich Aufraffen und Machen sind eine andere Sache. Das ist einfach sehr menschlich.

Was eignet sich zum Mitnehmen?
Entdecken Sie die Trennkost für sich selbst und machen Sie sich schnell mit den einfachen Grundsätzen vertraut. Es gibt keine strengen Verbote, sondern einfache Regeln, deren Umsetzung in der Praxis ausgesprochen unkompliziert ist.

So können Sie ganz nach Ihrem individuellen Bedarf und unterschiedlichen Arbeitszeiten einfallsreiche Gerichte mit wenig Arbeitsaufwand in kurzer Zeit selbst herstellen.

Hier ein paar Ideen, was sich zum Mitnehmen an den Arbeitsplatz besonders gut eignet:

Neben Obst, Joghurt oder belegten Broten können Sie gekochte Eier, Geflügelfleisch, kalten Braten, Frikadellen, Käse, Schafskäse, Hüttenkäse oder Fisch problemlos mitnehmen. Zusätzlich werten knackige Rohkost, wie Radieschen, Paprika, Salatgurke, Tomaten, Avocado, Möhren, Brokkoli oder Ähnliches, Ihre Eiweißmahlzeit optimal auf. Eine leckere Salatsauce oder ein Dip dazu ist schnell aus einem milden Joghurt, saurer Sahne, Kräutersalz und einem Schuss natriumarmem Ketchup gerührt.

Auch Salate aus Kartoffeln, Nudeln, Getreide oder Reis, als Kohlenhydratmahlzeit abends vorbereitet, können Sie gut verpackt mitnehmen. Belegte Brote sind immer unproblematisch und lassen sich gut in Behältern unzerdrückt und appetitlich transportieren.

Suppen und Eintöpfe müssten Sie am Morgen kurz erhitzen und auslaufsicher verpacken. Auch hier sollte der Salat nicht fehlen, sofern nicht schon genug Gemüse in Suppe oder Eintopf vorhanden ist.

Essen in der Kantine
Nicht alle Kantinenesser sind mit dem dort angebotenen Essen zufrieden. Die häufigste Kritik: zu fett, zu viele Zusatzstoffe und Geschmacksverstärker.

Hier ein paar kleine Tipps, wie Sie Fehler umgehen und trotzdem genießen können:
- Vermeiden Sie unbedingt das typische Drei-Gänge-Menü: Vorsuppe, Hauptgang, Nachtisch. Nicht nur, dass diese verschiedene Speisen der Figur schaden könnten, so eine reichhaltige Mahlzeit macht auch müde und schläfrig.
- Wählen Sie möglichst unverarbeitete Produkte, wie z. B. Fleisch oder Fisch ohne Panade.
- Frittiertes Gemüse und Bratwurst mit Pommes zählen nicht zu den gesündesten Nahrungsmitteln. Darum dieses besser meiden.

Greifen Sie bei frischen Salaten zu, doch seien Sie kritisch bei der Wahl der Saucen. Diese enthalten oftmals viel Zucker, Salz und Fett. Greifen Sie lieber zu Essig-Öl-Soßen als zu cremigen Sahnedressings.

Vermeiden Sie Eintönigkeit und packen Sie nicht aus Gewohnheit immer dasselbe auf Ihren Teller.

Kantinen bieten oftmals ähnlich wie Restaurants Fleisch-, Fisch- und Eiergerichte an, dazu als Beilagen Kartoffeln, Reis oder Nudeln. Um trennkostgerecht zu essen, brauchen Sie sich jetzt nur für eine Eiweiß- oder für eine Kohlenhydratmahlzeit zu entscheiden.

Bevorzugen Sie eine Eiweißmahlzeit, dann wählen Sie statt der kohlenhydrathaltigen Beilagen die doppelte Portion Gemüse oder Salat. Bei einer Kohlenhydratmahlzeit verzichten Sie auf Fleisch, Fisch oder Eier, greifen dafür aber zu einem großen Teller Salat oder Gemüse.

Sind die Salat- oder Gemüseportionen in der Kantine nicht ausreichend, ist es ratsam, etwas von zu Hause mitzubringen. Zum Mitnehmen eignen sich geraspelte Möhren, gehobelte Gurkenscheiben, in

WISSEN

Ein Tag Trennkost – kleiner Leitfaden für Berufstätige

Frühstück

Starten Sie nach Belieben mit Obst oder einem Eiergericht oder Müsli oder mit einem belegten Brot. Wenn Sie auf Kaffee oder schwarzen Tee nicht verzichten möchten, mildern Sie ihn mit etwas Kaffeesahne ab und süßen nach Geschmack mit Stevia.

Zwischenmahlzeit am Vormittag

Zum zweiten Frühstück bietet sich Obst, Rohkost oder ein Milchprodukt an. Diese Starthilfe wirkt Wunder und überwindet das natürliche Leistungstief, das viele von uns am Spätvormittag überfällt.

Mittagessen

Zum Mittagessen gibt es dann eine Eiweiß- oder eine Kohlenhydratmahlzeit. Hier kommt Ihr Mitgebrachtes zum Einsatz oder Sie essen wahlweise in Ihrer Kantine bzw. im Restaurant.

Zwischenmahlzeit am Nachmittag

Liefern Sie jetzt Ihrem Körper einen Energienachschub in Form von Früchten der Saison oder einem Milchprodukt oder einem leckeren Vollkorn-Müsliriegel.

Abendessen

Planen Sie vorsorglich den nächsten Tag mit ein und bereiten Sie Ihre Mahlzeit in doppelter Menge zu. Wählen Sie nach Belieben unter einer Eiweiß- oder Kohlenhydratmahlzeit aus.

Im Rezeptteil finden Sie eine Fülle von schnell zubereiteten Speisen, die sicherlich auch Ihren Geschmack treffen.

Stücke geschnittene Paprika, halbierte Radieschen, in Spalten geschnittene Kohlrabi und Ähnliches. Diese Rohkost, eventuell mit einem leichten Dressing angemacht, kann bei passender Gelegenheit schon vor dem Besuch der Kantine am Schreibtisch verzehrt werden.

Am Abend – besser Kohlenhydrate oder Eiweiß?

Dr. Howard Hay empfahl, am Abend auf schwer verdauliche Eiweißgerichte zu verzichten, da diese zu lange in Magen und Darm verweilen würden. Durch Wärme und Feuchtigkeit käme es schnell zu einer Gärungs- und Fäulnisbildung, was sich negativ auf die Verdauung und das Säuren-Basen-Gleichgewicht auswirken könnte.

Gesünder am Abend wäre ein leichter Kohlenhydratimbiss. Dieser fördert das Schlafhormon „Melatonin", erleichtert so das Einschlafen und sorgt für einen erholsamen Schlaf.

Neuere Abnehm-Methoden empfehlen zur Gewichtsabnahme am Abend auf Kohlenhydrate zu verzichten, um über Nacht die Fettreserven angreifen zu können. Im Hinblick auf den Blutzucker ergibt dies einen Sinn.

Dennoch machte ich in meinen Trennkost-Seminaren die Erfahrung, dass Kohlenhydrate, am Abend gegessen, auch zur Gewichtsabnahme führen. Entscheiden Sie selbst nach eigener Verträglichkeit.

Schichtarbeit

Wenn Sie im Schichtdienst tätig sind, dann sind Sie besonderen Schwierigkeiten und Belastungen ausgesetzt. Generell kann man sagen, dass ein Schichtdienstarbeitender eine höhere Leistung erbringen muss als jemand im geregelten Tagdienst. Diese Mehrbelastung sollten Sie durch eine angepasste Lebensweise, insbesondere durch eine gesunde und vitalstoffreiche Ernährung, ausgleichen.

Sicher kennen Sie Ihre kleinen „Ernährungssünden" nur allzu gut und stecken sich gerne mal zwischendurch ein Stückchen Schokolade in den Mund oder bedienen sich der Pizzaschnitte vom Lieferdienst. Doch diese unkontrollierten Naschereien, in Verbindung mit den erschwerenden Arbeitszeiten, haben erhebliche Auswirkungen auf Ihre persönliche Gesundheit. Konzentrationsstörungen, Magen-Darm-Beschwerden, aber auch Herz- und Kreislaufstörungen sowie Schlafstörungen können die Folge sein.

Planung ist wichtig

Um Ihren Schicht- oder auch Nachtdienst in puncto Essen etwas zu erleichtern, hier ein paar Tipps:
- Planen Sie Ihre Mahlzeiten im Voraus und bereiten Sie diese schon zu Hause vor. Der Vorteil: Sie kennen die Bestandteile und können „Fett- und Zuckerfallen" vermeiden.
- Halten Sie sich an Ihre persönlich festgelegten Zeiten, vor allem in

der Nacht. Ihr Magen liebt die Regelmäßigkeit. Wenn Sie immer zu unregelmäßigen Zeiten essen, bringen Sie Ihr Verdauungssystem völlig aus dem Konzept.
- Eine gute und einfache Regel lautet: Essen Sie alle drei bis vier Stunden. Planen Sie dementsprechend Ihre Mahlzeiten, vom Frühstück über die Zwischenmahlzeiten, Mittagessen bis hin zum Abendessen.
- Kochen Sie vor und frieren Sie das Essen in Portionen für die Arbeit ein.
- Die Spät- bzw. Nachtverpflegung sollte möglichst leicht bekömmlich sein, da der gesamte Verdauungstrakt sich nachts im Ruhezu-

---

WISSEN
Der Erfinder

Dr. Howard Hay (1866 – 1940), Erfinder der Trennkost, war es vor 100 Jahren noch nicht vergönnt, seine Ernährungslehre wissenschaftlich beweisen zu können. Doch anhand seiner vielen Patientenversuche wurde ihm die Richtigkeit seiner Gedankengänge bestätigt. Er selbst konnte sich aufgrund der Trennkost von seiner schweren Nierenkrankheit heilen.

stand befindet und nicht darauf vorbereitet ist, größere Mengen schwer verdauliche Nahrung zu verarbeiten.

- Als warme Eiweiß-Hauptmahlzeit sind Gerichte mit magerem Fleisch und magerem Fisch in fettarmer Zubereitung oder Eier zu empfehlen. Als Beilagen eignen sich Gemüse und Salate.
- Warme Kohlenhydrat-Hauptmahlzeiten können aus Nudeln, Reis, Bulgur oder Kartoffeln bestehen. Auch hier als Beilage Gemüse oder Salate.

- Als Zwischenmahlzeit bieten sich Milcherzeugnisse, Obst, Kompott und leichte Salate an. Bereiten Sie diese auch schon zu Hause vor. In einer Plastikdose kühl aufbewahrt bleiben Joghurt, Obst und Salate über einen längeren Zeitraum frisch.
- Nehmen Sie Ihre Kollegen mit in das Boot, eventuell kann man Mitgebrachtes teilen.
- Auch nachts ist Trinken angesagt. Bestens geeignet sind Wasser, stark verdünnte Saftschorlen oder ungesüßte Tees, vor allem

warme Getränke, wie z. B. Früchte- oder Kräutertees. Diese halten Sie in der Nacht von „innen" warm, da sich zur Nachtzeit die Körpertemperatur senkt. Kaffee oder schwarzer Tee sollten bei Nachtschichten nur zu Beginn der Arbeitszeit getrunken werden. Die anregende Wirkung des Koffeins hält über Stunden an und kann den Schlaf nach der Schicht stören.

WISSEN

Mahlzeiten-Empfehlungen

Betrachten Sie diese Zeitangaben nur als Anregung und finden Sie Ihren eigenen Essrhythmus.

Normalschicht
(Arbeitszeit von 8 bis 17 Uhr)
6.30 – 7.30 Uhr: Frühstück
10 – 11 Uhr: 1. Zwischenmahlzeit (mitnehmen)
12.30 – 13.30 Uhr: Mittagessen (mitnehmen)
16 – 16.30 Uhr: 2. Zwischenmahlzeit (mitnehmen)
19 – 20 Uhr: Abendessen

Frühschicht
(Arbeitszeit von 6 bis 15 Uhr)
5 – 6 Uhr: Frühstück
8.30 – 9.30 Uhr: 1. Zwischenmahlzeit (mitnehmen)
12 – 13 Uhr: Mittagessen (mitnehmen)
16 – 17 Uhr: 2. Zwischenmahlzeit
19 – 20 Uhr: Abendessen

Spätschicht
(Arbeitszeit von 14 bis 22 Uhr)
 9 – 10 Uhr: Frühstück
12 – 13 Uhr: Mittagessen
16 – 17 Uhr: 1. Zwischenmahlzeit (mitnehmen)
20 Uhr: Abendessen (mitnehmen)
23 Uhr: 2. Zwischenmahlzeit

Nachtschicht
(Arbeitszeit von 21.30 – 6.30 Uhr)
7 Uhr: Frühstück
13 – 14 Uhr: Mittagessen
17 – 18 Uhr: 1. Zwischenmahlzeit
20 – 21 Uhr: Abendessen
1 – 2 Uhr: leichte warme Mahlzeit (mitnehmen)
4 – 5 Uhr: 2. Zwischenmahlzeit (mitnehmen)

Der Entschlackungstag

Gönnen Sie Ihrem Verdauungsapparat eine kleine Verschnaufpause. Ein Entgiftungstag wirkt dabei Wunder. Die Folge einer solchen Kurzkur lässt Ihre innere Dynamik steigen und macht Ihren Geist munter, wach und frisch. Gleichzeitig dient solch ein Vorgehen der Vorbereitung auf die Ernährungsumstellung auf Trennkost. Unterstützen Sie Ihre Nieren, indem Sie an solch einem Entschlackungstag mindesten 3 Liter kohlensäurefreies Mineral- oder Quellwasser trinken. Auch Tees aus Löwenzahn, Brennnessel, Ingwer oder verdünnte Obstsäfte sind zu empfehlen. Ihre Mahlzeiten sollten Sie unbedingt gründlich kauen. Jeden Bissen etwa 20- bis 30-mal, denn dies ist die Grundvoraussetzung, den eigenen Darm zu schonen. Nachfolgend finden Sie eine sehr wirkungsvolle und basenreiche Abnehmsuppe, die Sie auch aus tiefgekühltem Gemüse herstellen können. Nur sollte diese dann nicht schon gewürzt sein. Morgens noch eine Kleinigkeit frühstücken.

Gemüse-Salat-Tag

Essen Sie an diesem Tag Salat und/oder Gemüse der Saison in roher oder leicht gedünsteter Form. Die Menge dieser Lebensmittel richtet sich dabei ganz nach Ihrem persönlichen Appetit. Nach Belieben können Sie zum Würzen etwas Kräutersalz und zum Dünsten etwas Öl verwenden.

Obsttag

Bis zum Nachmittag können Sie an diesem Tag frische Früchte der Saison aus der Eiweißgruppe essen. Die Menge richtet sich auch hier nach Ihrem Appetit. Ab 17 Uhr stehen dann noch 2 mittelgroße Bananen oder 2 mittelgroße Pellkartoffeln auf Ihrem Speiseplan.

Kartoffel-Gemüse-Suppen-Tag

An diesem Tag gibt es eine Suppe aus drei Kartoffeln, einer Zwiebel, einer großen Stange Lauch, einem Stück Knollensellerie und drei Möhren. Das exakte Gewicht spielt hier keine Rolle. Und so wird die Suppe zubereitet:
Putzen Sie das Gemüse, waschen und zerkleinern Sie es. Dann geben Sie es in einen großen Topf, füllen ihn mit Wasser auf und fügen nach Belieben frische gehackte Kräuter und Gewürze (z.B. Petersilie, Majoran, Liebstöckel, Kümmel und Knoblauch) hinzu. Anschließend wird alles zugedeckt bei mittlerer Temperatur gegart, bis das Gemüse weich ist. Zum Schluss können Sie die Suppe mit etwas Gemüsebrühe abschmecken. Essen Sie die Suppe über den Tag verteilt.

Kombiplan

Kohlenhydrathaltig

- **Vollkorngetreide und -erzeugnisse**
  Hafer, Gerste, Hirse, Weizen, Roggen, Vollkornbrot, Vollkornbrötchen, Kuchen und Gebäck aus Vollkornmehl, Vollkornnudeln, Nudeln aus Hartweizengrieß, Naturreis, Kartoffeln
- **Obst**
  Bananen, mürbe Äpfel, frische Feigen, frische Datteln, ungeschwefeltes Trockenobst
- **Süßungsmittel**
  Ahornsirup, Honig, Birnen- und Apfeldicksaft
  Diese Süßungsmittel dürfen in kleinen Mengen auch zum Abschmecken von Eiweißgerichten verwendet werden.
- **Sonstiges**
  Kartoffelstärke, Puddingpulver, Bier

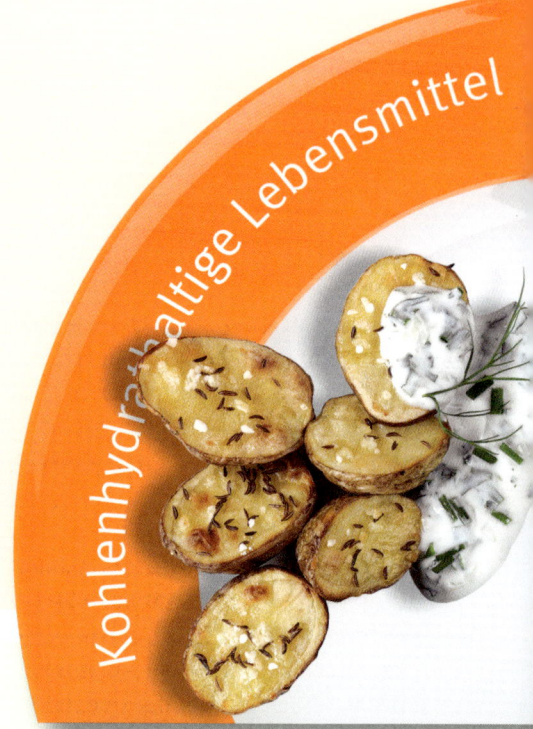

Neutrale Lebensmittel, Teil 1

Diese Nahrungsmittel sparsam verwenden!

- **Fette**
  kalt gepresste Öle, Butter, ungehärtete Margarine und Plattenfette, Soja- und alle gesäuerten und vollfetten Milchprodukte (z. B. Joghurt, saure Sahne, Quark, Buttermilch, Dickmilch, süße Sahne, Kaffeesahne), Crème fraîche, Sojacreme, Tofu
- **Neutraler Käse**
  alle Käsesorten über 60 % Fett i. Tr. und solche, die aus naturbelassener, roher Milch geschöpft und hergestellt werden (z. B. Allgäuer Emmentaler, Appenzeller, Greyerzer, Raclettekäse, Parmesan, Saint Albray)
- **Rohe luftgetrocknete oder rohe geräucherte Wurstwaren**
  Bündner Fleisch, roher Schinken, Lachsschinken, Salami, Debrecziner, Tatar (rohes Fleisch nur ganz frisch verwenden!)
- **Rohe, marinierte oder geräucherte Fischsorten**
  Räucherlachs, Matjeshering, Bismarckhering, Schillerlocken, Forelle, Makrele, Aal, Bückling
- **Nüsse und Samen**
  Haselnüsse, Walnüsse, Mandeln, Kokosnuss, Sonnenblumenkerne, Sesam, Mohn (Erdnüsse bitte meiden, sie sind schwer verdaulich.)
- **Milde Essigsorten**
  Obstessig, Brottrunk, Feigenessig, sehr alter Balsamico, vergorenes Molkekonzentrat (Molkosan)

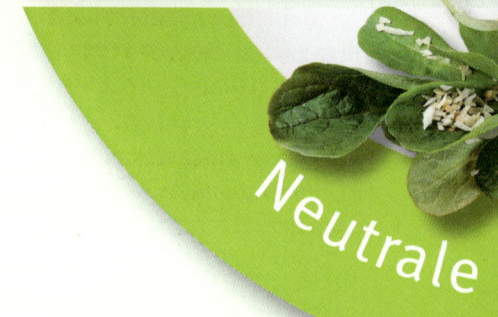

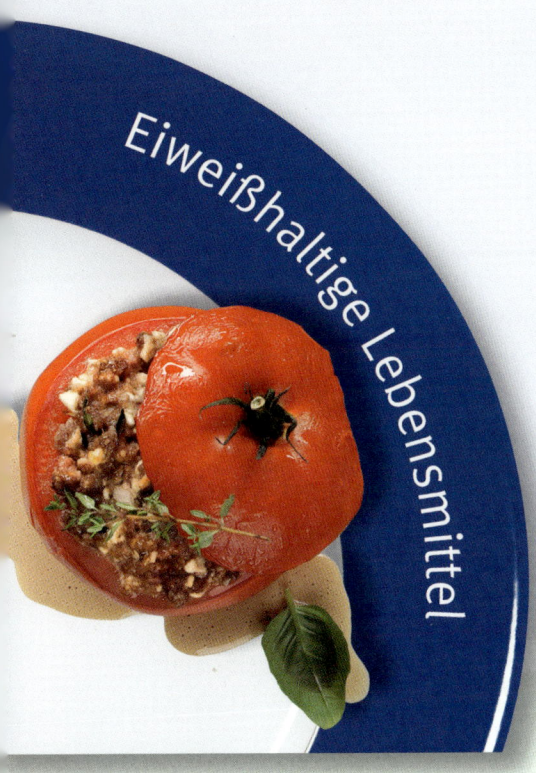

Eiweißhaltig

- **Gegarte Fleischsorten**
  Bratenfleisch, Rouladen, Gulasch, Steaks, Hackfleisch, Putenschnitzel, Gans, Ente
- **Gegarte Fischsorten**
  Seelachs, Kabeljau, Lachs, Rotbarsch, Heilbutt, Thunfisch, Forelle
- **Alle Käsesorten, die erhitzt wurden**
  z. B. Edamer, Esrom, Fol Epi, Gouda, Havarti, Tilsiter
- **Eier**
- **Milch aller Fettstufen**

- **Obst**
  Ananas, Aprikosen, frische Äpfel, Birnen, Erdbeeren, Grapefruits, Himbeeren, Johannisbeeren, Kirschen, Kiwis, Mandarinen, Mangos, Litschis, Orangen, Papayas, Pfirsiche, Pflaumen, Zitronen
- **Getränke**
  Obstsäfte, Apfelwein, Weiß-, Rot- und Roséwein, Sekt
- **Sonstiges**
  gekochte Tomaten, Essig

Neutrale Lebensmittel, Teil 2

Diese Nahrungsmittel können reichlich verwendet werden!

- **Gemüse und Salate**
  Auberginen, Artischocken, Avocados, Brokkoli, Blumenkohl, grüne Bohnen, Chicorée, Chinakohl, Eisbergsalat, Endiviensalat, grüne Erbsen, Feldsalat, Fenchel, Gurken, Knoblauch, Kohlrabi, Kopfsalat, Lauch, frischer Mais, Mangold, Melonen, Möhren, Paprikaschoten, Peperoni, Radieschen, Rettich, Rote Bete, Rosenkohl, Rotkohl, Sauerkraut, Sellerie, Spargel, Spinat, rohe Tomaten, Grünkohl, Schwarzwurzel, Topinambur, Weißkohl, Wirsing, Zucchini, Zwiebeln

- **Pilze**
  Austernpilze, Champignons, Pfifferlinge, Steinpilze oder andere Waldpilze
- **Sprossen und Keime**
  Mungobohnenkeimlinge, Alfalfa, Radieschensprossen oder andere Keimlinge
- **Sonstiges**
  Rosinen, Heidelbeeren, Oliven, Hefe, Gemüsebrühe, Eigelb, Gelatine, Agar-Agar, Biobin, Kräuter, Gewürze, Senf, Kräutertees, Stevia

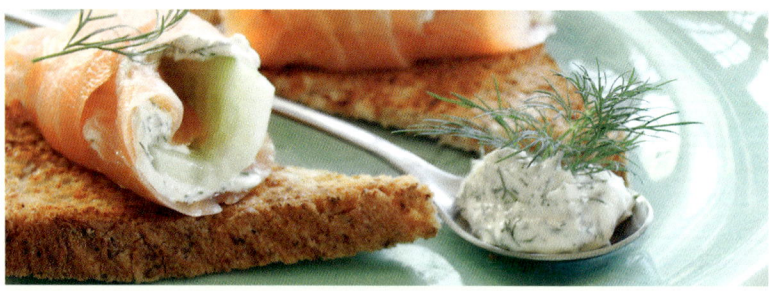

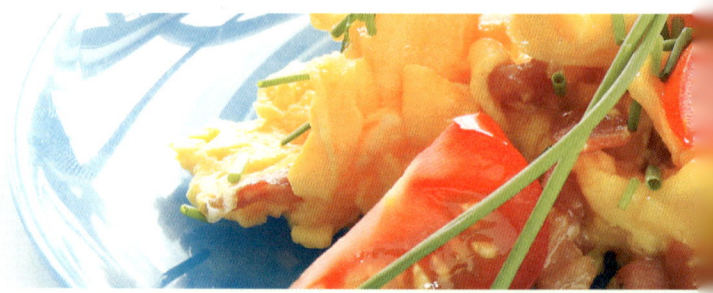

Mengenplan

Mithilfe dieses Plans brauchen Sie keine Kalorien oder Fette mehr zu zählen. Hier sehen Sie, welche Mengen für die Kategorien Frühstück, Hauptgericht oder Snack für 1 Person angemessen sind. Einfach und schnell, ohne sich kasteien zu müssen, erreichen Sie mit diesem Plan Ihr Wohlfühlgewicht.

Ganz wichtig: Trinken Sie jede Stunde 1 Glas Wasser.

Snacks

- 200 g frisches Obst der Saison
- Rohkost in beliebiger Menge
- 100 g Obst, dazu ⅛ l Milch
- 200 g angesäuerte Milchprodukte wie z. B. Kefir, Buttermilch, Trinksauermilch, Joghurt

Frühstück

Sie haben die Wahl zwischen einem Obstfrühstück, einem eiweißreichen und einem kohlenhydratreichen Frühstück.

Obst-Frühstück (neutral)

Frisches Obst der Saison in beliebiger Menge. Beispiele: Ananas, Erdbeeren, Himbeeren, Brombeeren, Äpfel, Birnen, Pfirsiche, Aprikosen, Kiwi, Kirschen, Mirabellen, Nektarinen (siehe Kombiplan).

Hinweis: Mischen Sie fruchtsäurehaltige Obstsorten nicht mit Bananen, Feigen oder Datteln.

Eiweißreiches Frühstück

2 Eier in jeder Form und Zubereitungsart: gefüllte oder gekochte Eier, Omelette, pochierte Eier, Rühr- oder Spiegeleier.
Dazu in beliebiger Menge: Tomaten, Gurken, Paprikaschoten, Radieschen oder ein anderes Gemüse, aber kein Brot.

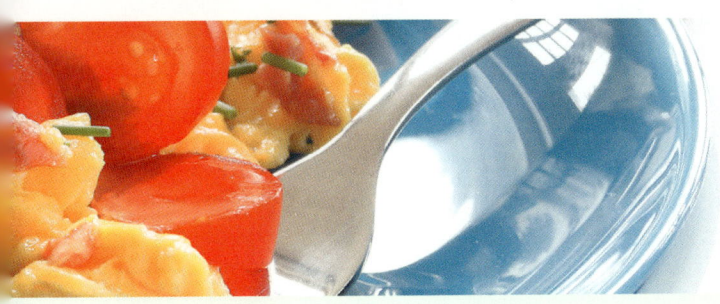
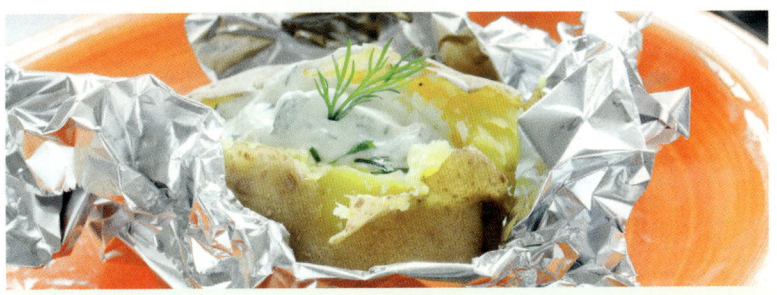

Kohlenhydratreiches Frühstück

- 1 Scheibe Vollkornbrot (50 g) oder 1 Vollkorn-brötchen oder
- 3 Scheiben Vollkornknäckebrot; diese dünn mit Butter bestreichen und mit Folgendem belegen bzw. bestreichen:
- 30 g Wurst (ca. 3 dünne Scheiben) oder
- 30 g Käse (ca. 1 Scheibe) oder
- 50 g Quark (ca. 2 EL)

Dazu in beliebiger Menge: Tomaten, Gurken, Paprikaschoten, Radieschen oder ein anderes Gemüse.

Hinweis: Da es keine hundertprozentige Trennung der Nahrungsmittel gibt, können Sie das Brot mit 30 g Wurst oder Käse belegen. Weitere Ideen für Brotbelag siehe Kombiplan oder Rezeptteil.

- **Müsli**

Hinweis: Getreideflocken oder Müslis nicht mit fruchtsäurehaltigen Obstsorten kombinieren. Auch keine Milch verwenden, da diese in Verbindung mit Kohlenhydraten noch schwerer verdaulich wird. Harmonischer werden Müslis mit kohlenhydratreichen Obstsorten und mit gesäuerten Milchprodukten oder Sahne-Wasser-Gemisch (⅓ Sahne auf ⅔ Wasser) oder Reismilch. Wenn Sie auf Ihren Kaffee oder schwarzen Tee nicht verzichten möchten, verfeinern Sie diesen mit etwas Sahne. Zum Süßen bietet sich Stevia flüssig an.

Wichtig: Kauen Sie jeden Bissen sorgfältig. Kaffee oder Tee ist kein Speichelersatz.

Mittag- & Abendessen

Sie haben jeweils die Wahl zwischen einer überwiegend eiweiß- oder kohlenhydratreichen Mahlzeit.

Eiweißreiches Hauptgericht

- 150 – 200 g Fleisch oder
- 150 – 200 g Fisch oder
- 2 Eier oder
- 60 g Käse oder 100 g gegarte Wurstsorten

Essen Sie dazu 400 g Gemüse oder Salat.

Kohlenhydratreiches Hauptgericht

- 50 g Getreide (roh gewogen) oder
- 60 g Naturreis (roh gewogen) oder
- 80 g Vollkornnudeln (roh gewogen) oder
- 200 g Kartoffeln

Essen Sie dazu 400 g Gemüse oder Salat.

Bedienen Sie sich zusätzlich des großen Kombiplans (siehe S. 20 – 21). Wählen Sie aus der Kombi-Gruppe Teil 1 (sparsam) und aus der Kombi-Gruppe Teil 2 (reichlich) aus, was Sie mögen.

Hinweis:
Hilfreich sind folgende Faustregeln: Bei einer Eiweiß-mahlzeit wählen Sie 1 Teil Fleisch, Fisch, Käse oder Eier, dazu 3 bis 4 Teile Gemüse oder Salate.
Bei einer Kohlenhydratmahlzeit wählen Sie 1 Teil Kartoffeln, Naturreis, Getreide oder Nudeln, dazu 3 bis 4 Teile Gemüse oder Salate.

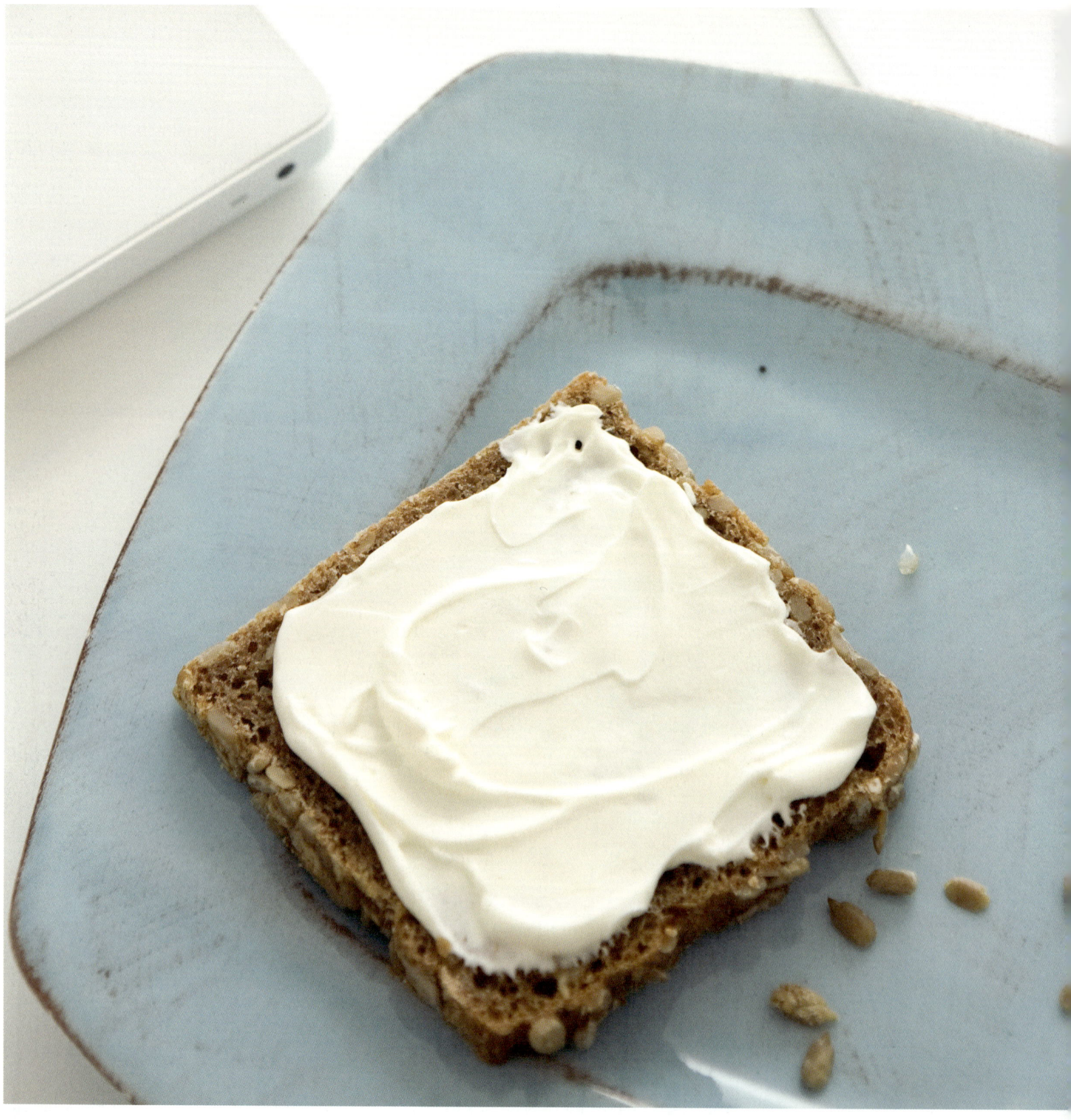

Rezepte für den Job

Auch im turbulenten Berufsalltag ist es wichtig, sich gesund und abwechslungsreich zu ernähren. Mit der Trennkost haben Sie eine gute Entscheidung getroffen, denn dieses Trennungsprinzip verändert Ihr Leben und macht Sie nicht nur privat, sondern auch im Geschäftsleben zum Gewinner.

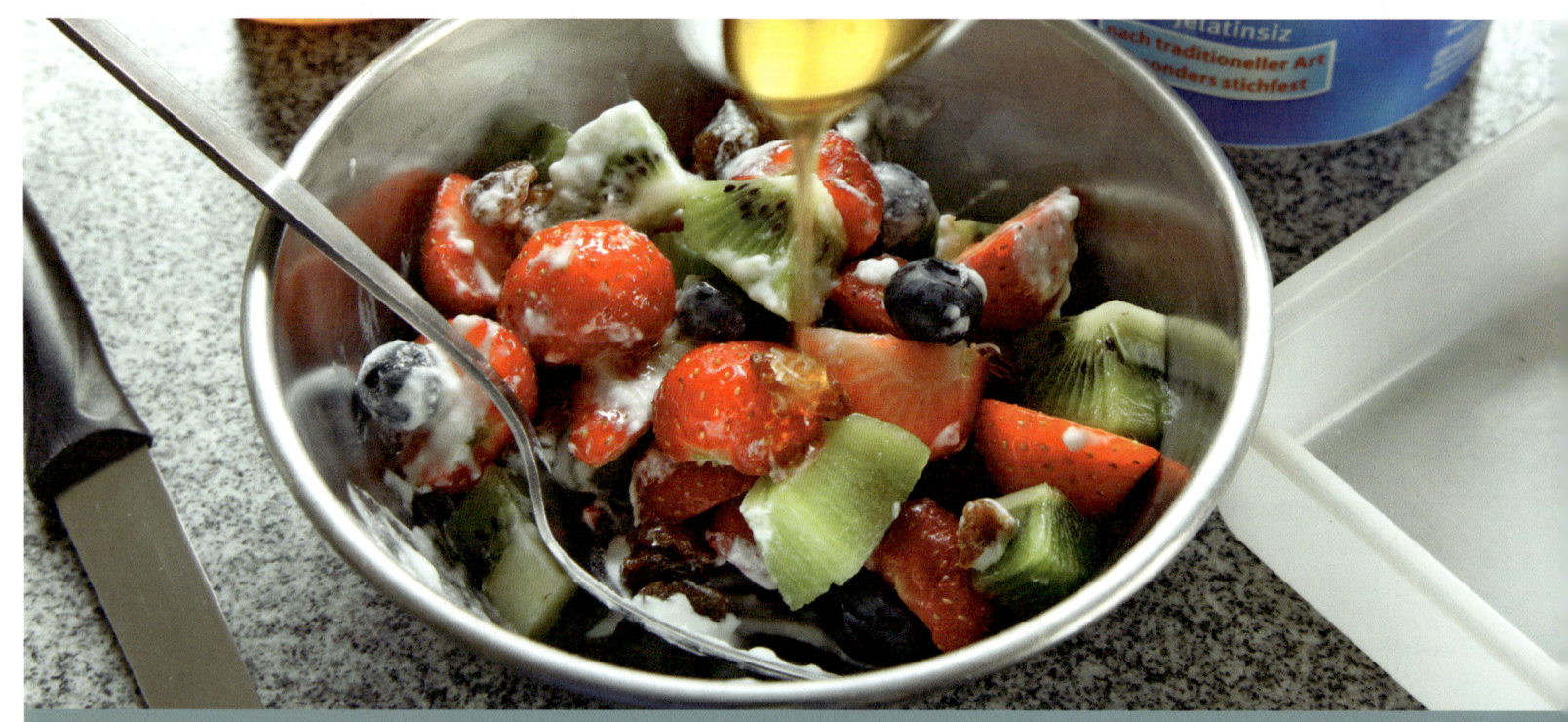

Das Trennkost-Frühstück – gut gerüstet für den Tag

Leicht, frisch und fruchtig, so sollte ein gesundes Frühstück aussehen. Früchte, gesäuerte Milchprodukte und Vollkornprodukte schmecken gut und bieten beste Voraussetzungen für einen guten Start.

Nach der langen Nachtpause liefert Ihnen das erste Essen am Morgen neue Kraft und Energie. Darum starten Sie gleich morgens mit einem gesunden Frühstück und schaffen so eine gute Grundlage für den Tag.

Wer mit leerem Magen in den Tag startet, riskiert nicht nur einen schnellen Verlust seiner Energiereserven, sondern wird auch empfänglich für appetitmachende Gerüche und köstlich dargestellte Essenswerbung. So können Frühstücksverweigerer allein durch frischen Brotgeruch von einer plötzlichen Heißhungerattacke überrascht werden und stopfen unnötige Kalorien in sich hinein.

Frühstücksmuffel oder Frühstück-Genießer?

Die einen mögen es süß, andere herzhaft und viele bekommen morgens keinen Bissen runter. Es gibt viele unterschiedliche Frühstückstypen auf diesem Gebiet. Erfreulich daran: Es gibt für alle eine Lösung.

Frühstücksmuffel bekommen morgens keinen Bissen runter. Für Sie könnte ein frisch pürierter Shake die Lösung sein. So ein flüssiges Frühstück (wie Figura Flex-Trennkost Shakes) ist nicht nur auf die

Schnelle zubereitet, sondern versorgt Sie mit allen Vitaminen und Mineralien, die für den Tag notwendig sind.

Auch Kefir, gemixt mit einer Banane, liefert wichtige Vitamine und erhöht die Denkfähigkeit.

Bei Zeitnot-Frühstückern muss morgens alles ganz schnell gehen. Hier die 10 schnellsten Frühstücksideen:
- 1 Becher Joghurt (125 g)
- oder 125 g Hüttenkäse
- oder 1 gekochtes Ei
- oder 1 Banane
- oder 1 Apfel mit 50 g Käsewürfeln
- oder 3 EL Haferflocken mit etwas Honig und Buttermilch
- oder 1 Butterbrot mit Salz
- oder 1 Handvoll Rosinen mit Haselnüssen
- oder 1 Soja-Fruchtdrink
- oder 125 g Quark mit etwas Honig und 3 Esslöffeln Tiefkühlobst (Himbeeren, Erdbeeren oder Heidelbeeren, am Abend zuvor aufgetaut)

Sie können sich aber auch schon am Abend Brote oder Quarkspeisen zum Mitnehmen zubereiten.

Das Angebot an auslaufsicheren und verschließbaren Kunststoffdosen oder -boxen in allen Größen ist inzwischen riesengroß. So können Sie bequem auch unterwegs Ihr „Breakfast to go" im Auto oder auf einem Rastplatz genießen.

Für Frühstück-Genießer gibt es eine Fülle von Vorschlägen, wie Sie leckere Trennkostgerichte ohne großen Aufwand zubereiten können. Die bunte Vielfalt im anschließenden Rezeptteil zeigt Ihnen nur einen Ausschnitt der vielen Möglichkeiten. Sie haben die Auswahl zwischen frischem Obst, Milchprodukten, Müslis, Eiergerichten und belegtem Brot bzw. Brötchen. Der Kombiplan auf Seite 20 – 21 steht Ihnen dabei zusätzlich hilfreich zur Seite und klärt Sie über die Gruppenzugehörigkeit auf. So starten Sie mit viel Energie in den Tag.

Das Hotel-Frühstück

Frische Brötchen, Wurst, Käse, Lachs, Eier in verschiedenen Variationen, Obst, Müsli, Joghurt, Buttermilch – noch nie legten Hotels so viel Wert auf ein gut sortiertes Frühstücksbüfett. Nun haben Sie die Qual der Wahl. Wenn Sie fitnessbewusst denken, dann sollten Sie sich für ein eiweiß- oder für ein kohlenhydratreiches Frühstück entscheiden. Fällt die Wahl auf eine Eiweißmahlzeit, stehen Ihnen Eier, Wurst, Käse, Joghurt, Obst, Fruchtsäfte und Rohkost zur Verfügung. Entscheiden Sie sich für ein kohlenhydratreiches Frühstück, können Sie unter Müsli, Brot oder Brötchen wählen. Ein Müsli kann zum Beispiel aus einer Portion Hafer- oder Getreideflocken bestehen.

Abgerundet mit Nüssen, Kernen, Banane, Honig und Sojamilch oder Naturjoghurt sind Sie den ganzen Vormittag satt. Frischmilch zum Müsli ist nicht zu empfehlen, da diese schwer verdaulich ist.

Auch Vollkornbrot oder -brötchen sind bei Trennkost keine eintönige Sache, denn hier stehen Ihnen Butter, Frischkäse, Camembert, roher Schinken, Salami, gebeizter Lachs und Honig zur Verfügung. Ein bis zwei Tassen Kaffee oder Tee können Sie bedenkenlos trinken. Auch Gemüsesäfte bereichern das Frühstück. Ideal: frisch gepresste Säfte. Ansonsten gilt: möglichst auf gezuckerte Säfte, also Nektare verzichten.

Bananen-Kefir-Müsli

Schnell und flexibel

▶ **Kohlenhydrate**

Für 2 Personen
Gelingt leicht ⊙ 10 Minuten
6 EL Haferflocken · 2 TL Leinsamen · 200 ml Kefir ·
2 TL Stevia GrooVia oder 2 TL flüssiger Honig · 1 große
Banane · 2 TL Sonnenblumenkerne

1. Haferflocken und Leinsamen in zwei kleine Schüsseln geben und mit Kefir mischen. Mit Stevia bzw. mit Honig süßen.

2. Die Banane schälen, in kleine Stücke schneiden und auf dem Müsli verteilen. Mit Sonnenblumenkernen bestreut servieren.

Obst-Müsli

Fruchtig und frisch

▶ **Eiweiß**

Für 2 Personen
Gelingt leicht ⊙ 10 Minuten
200 g Obst nach der Saison, z. B. Erdbeeren, Mandarinen, Kiwi · 2 EL Rosinen · 200 g Joghurt · 2 TL flüssiger
Honig

1. Die Früchte waschen, schälen und in kleine Stücke schneiden.

2. Die Rosinen kurz heiß abspülen und abtropfen lassen. Das Obst mit Rosinen in zwei Dessertschäl-chen verteilen und mit Joghurt mischen.

3. Mit Honig beträufeln und sofort servieren.

Cremiger Bananenquark

Mit Leinöl – so gesund

▶ **Kohlenhydrate**

Für 2 Personen
Gelingt leicht ⊙ 10 Minuten
2 kleine Bananen · 200 g Quark (20 % Fett i. Tr.) ·
2 EL Mineralwasser · 1 EL Leinöl · 1 EL Stevia GrooVia
oder 1 EL Honig · 1 TL abgeriebene Zitronenschale
(naturrein)

1. Die Bananen schälen, in grobe Stücke schneiden,
   dann mit einer Gabel fein zerdrücken.

2. Den Quark mit Mineralwasser cremig verrühren.
   Das Bananenmus und Leinöl unterrühren und alles
   mit Stevia oder Honig süßen.

3. Den Bananenquark in zwei Dessertschälchen füllen
   und nach Belieben mit etwas abgeriebener Zitronenschale garniert servieren.

Haselnussjoghurt mit Zimt

Zum Auslöffeln gut

▶ **Neutral**

Für 2 Personen
Gelingt leicht ⊙ 5 Minuten
2 EL Haselnüsse · 250 g griechischer Joghurt ·
2 TL Honig · etwas Zimtpulver

1. Die Haselnüsse grob zerkleinern. Den Joghurt in zwei
   Dessertschälchen geben und mit Honig süßen.

2. Die zerkleinerten Haselnüsse untermischen. Mit dem
   Zimt bestäuben und sofort servieren.

Tipp

Damit es am Morgen schneller geht, am Abend zuvor
die Haselnüsse in einen Gefrierbeutel geben und mit
einem Nudelholz oder Fleischklopfer grob zerkleinern. Anschließend in ein gut verschließbares Gefäß
füllen und kühl aufbewahren. Die gehackten Nüsse
innerhalb von 3 bis 4 Tagen verbrauchen.

Himbeer-Joghurt-Shake

Nicht nur zur Himbeerzeit

▶ **Eiweiß**

Für 2 Personen
Gut vorzubereiten ⊙ 10 Minuten
100 g Himbeeren (TK) · 250 ml Milch · 125 g Joghurt ·
einige Tropfen Stevia flüssig oder 1 EL flüssiger Honig

1. Die Himbeeren leicht antauen lassen. Dann zusammen
   mit Milch, Joghurt und Stevia bzw. Honig im Mixer
   oder mit dem Pürierstab eine Minute schaumig aufschlagen.

2. Den Himbeer-Joghurt-Shake in Gläser füllen und
   servieren.

Tipp

Zum Mitnehmen an den Arbeitsplatz den Shake in
ein gut verschließbares Gefäß geben. Vor dem
Trinken nochmals gut aufschütteln.

Kernige Nussbrötchen

Zum Wachwerden

▶ **Kohlenhydrate**

Für 2 Personen
Gut vorzubereiten ⊙ 5 Minuten
2 Vollkornbrötchen · 6 EL Hüttenkäse · 2 EL Haselnüsse

1. Die Brötchen halbieren, leicht aushöhlen und die
   beiden unteren Hälften dick mit Hüttenkäse
   bestreichen.

2. Die Haselnüsse gleichmäßig darauf verteilen und mit
   den oberen Hälften abdecken.

Tipp

Wenn etwas mehr Zeit zur Verfügung steht, können
Sie die Haselnüsse kurz in einer Pfanne ohne Fett
rösten. Dadurch entwickeln die Nüsse ein feines
Aroma.

Käse-Apfel-Sandwich

Schwungvoll in den Morgen

▶ **Kohlenhydrate**

Für 2 Personen
Preisgünstig ⊙ 5 Minuten
1 mürber Apfel · 2 Scheiben Vollkornbrot · 3 EL Frischkäse · 2 Salatblätter · 2 Scheiben Emmentaler Käse

1. Den Apfel waschen, vierteln und das Kerngehäuse herausschneiden. Zwei Apfelviertel in dünne Scheiben schneiden, die beiden restlichen Viertel beiseitelegen.

2. Die Brotscheiben mit Frischkäse bestreichen. Eine Scheibe davon mit gewaschenen Salatblättern, Apfelscheiben und mit Käse belegen.

3. Die zweite Brotscheibe darüber klappen und in der Mitte auseinanderschneiden. Zusammen mit den beiden restlichen Apfelspalten servieren.

Herzhafte Knäckebrote mit Salami

Pikantes auf Brot

▶ **Kohlenhydrate**

Für 2 Personen
Gelingt leicht ⊙ 10 Minuten
4 Scheiben Vollkorn-Knäckebrot · 4 TL weiche Butter · 4 kleine Salatblätter · 4 kleine Scheiben Hartkäse (z. B. Emmentaler oder Appenzeller) · 40 g Rinder- oder Lammsalami (fein geschnitten) · 2 EL Schnittlauchröllchen

1. Die Knäckebrote dünn mit Butter bestreichen. Anschließend mit gewaschenen Salatblättern, Käse- und Salamischeiben belegen.

2. Nach Belieben mit gehacktem Schnittlauch bestreuen und sofort servieren.

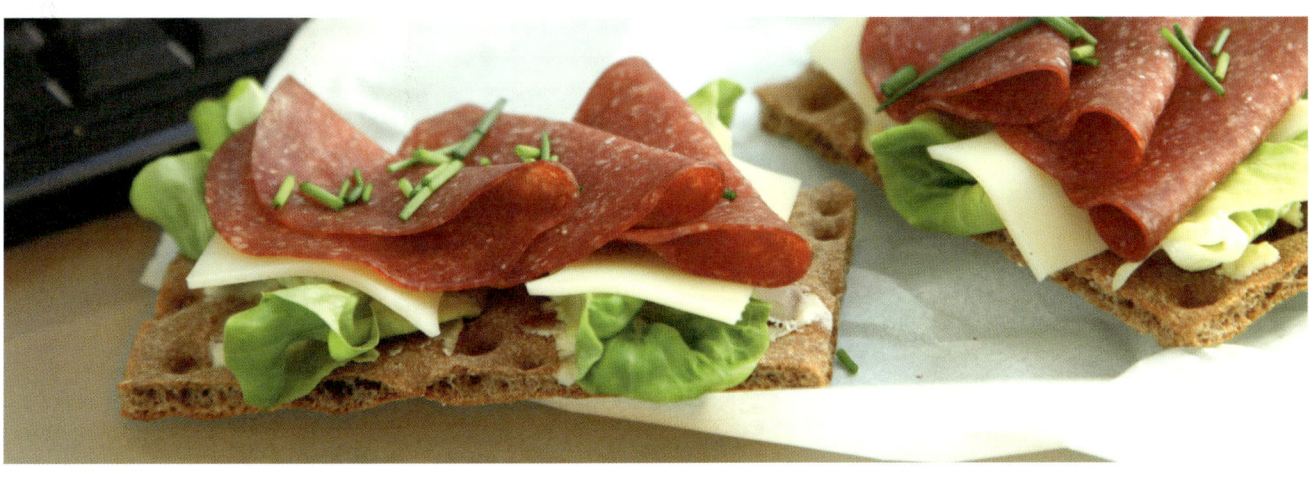

Deftige Schinkenbrote

Die richtige Kombination

▶ Kohlenhydrate

Für 2 Personen
Gelingt leicht ⊙ 10 Minuten
2 Scheiben dunkles Körnerbrot · 3 EL Kräuterfrischkäse ·
1 EL Kürbiskerne · 60 g roher Rinder-, Hirsch- oder
Lammschinken · 1 Tomate

1. Die Brotscheiben mit dem Kräuterfrischkäse bestreichen und mit den Kürbiskernen bestreuen.

2. Den Schinken in feine Streifen schneiden und die Brote damit belegen.

3. Die Brote halbieren und nach Belieben zusammen mit einigen Tomatenscheiben servieren.

Birnenviertel mit Ziegenkäse

Ein herbstlicher Genuss

▶ Eiweiß

Für 2 Personen
Geht schnell ⊙ 5 Minuten
2 Birnen · 150 g Ziegenfrischkäse · 10 Haselnüsse

1. Die Birnen waschen, der Länge nach vierteln und das Kerngehäuse herausschneiden.

2. Den Käse in kleine Stücke zerteilen.

3. Die Birnenviertel und den Käse auf zwei Tellern anrichten. Mit Haselnüssen garniert servieren.

wichtig

Säurereiches Obst, wie Kern- und Steinobst, Beerenfrüchte, Zitrusfrüchte usw., müssen mit den sauren Säften des Magens vorverdaut werden und zählen aus diesem Grund zur Eiweißverdauung.

Vollkorntoast mit Frischkäse und Honig

Süßes für Naschkatzen

▶ **Kohlenhydrate**

Für 2 Personen
Gelingt leicht ⊙ 10 Minuten
4 Scheiben Vollkorntoastbrot · 4 EL Frischkäse ·
4 TL flüssiger Honig · 4 TL helle Sesamsamen

1. Die Brotscheiben toasten und danach mit Frischkäse bestreichen.

2. Mit Honig beträufeln und nach Belieben mit hellen Sesamsamen bestreuen. Die Toastbrote anschließend sofort servieren.

wichtig

Honig ist ein wertvoller Energiespender und anders als Zucker macht er nicht süchtig. Nach zwei bis drei Esslöffeln dieser natürlichen Süße reagiert der Gaumen mit Überdruss. Zudem besitzt Honig wichtige Mineralstoffe und Vitamine.

Bananenbrot mit Hüttenkäse

Power auf die leichte Art

▶ **Kohlenhydrate**

Für 2 Personen
Gelingt leicht ⊙ 10 Minuten
2 Scheiben Vollkornbrot · 4 EL Hüttenkäse · 1 große
Banane · etwas Zimt zum Bestäuben

1. Die Brotscheiben nach Belieben im Toaster kurz rösten. Anschließend mit Hüttenkäse gleichmäßig bestreichen.

2. Die Banane schälen und in dünne Scheiben schneiden. Die Brote mit den Bananenscheiben belegen und dünn mit Zimt bestäuben.

Tipp

Bananen machen gute Laune. Die leicht verdaulichen Kohlenhydrate bewirken, dass im Gehirn mehr vom „Glückshormon" Serotonin gebildet wird. Bananen helfen aber auch, Blutfette zu normalisieren und gelten wegen des hohen Kalium- und Magnesiumgehalts als „Beschützer" von Herz und Gefäßen.

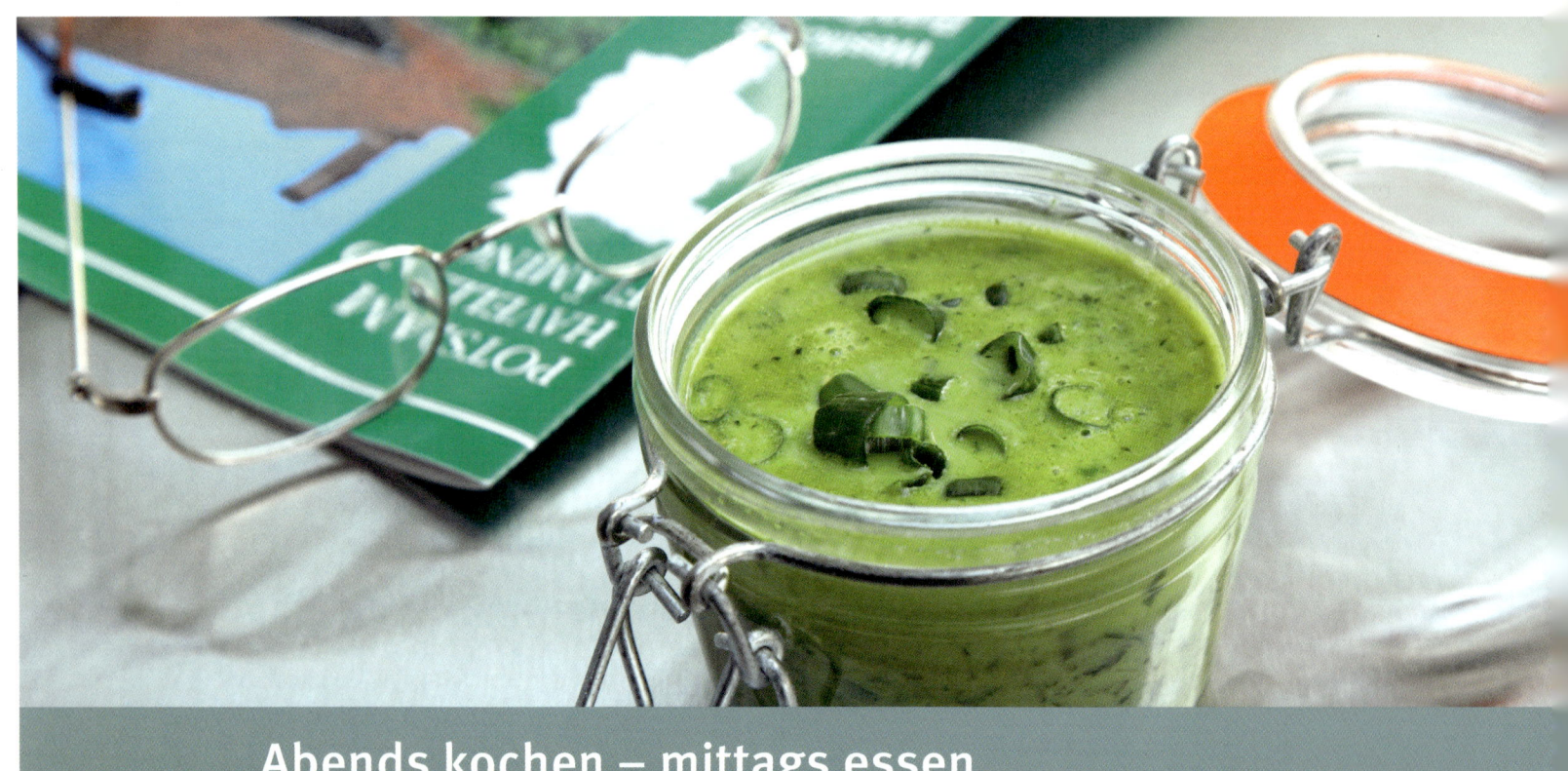

Abends kochen – mittags essen

Trennkost-Gerichte lassen sich in verschiedenen Varianten zubereiten. Zahlreiche davon können warm und am nächsten Tag kalt gegessen werden. So eignen sie sich bestens zum Mitnehmen an den Arbeitsplatz.

Heute wird am Arbeitsplatz eine hohe Schaffenskraft gefordert und wir selbst wollen möglichst viel gleichzeitig erledigen. Da ist der schnelle Snack aus der Imbissbude oder Essen aus der Tüte verführerisch, aber nicht der beste Weg, auf Dauer gesund und leistungsfähig zu bleiben. Solche Noternährung, geboren aus Gelüsten und Heißhunger, gibt Ihnen keine Energie, sondern lässt Sie nur müde und unzufrieden zurück. Die bessere Lösung finden Sie in der abwechslungsreichen Trennkost. Mit eine paar einfachen Maßnahmen und Tipps schaffen Sie es leicht, Arbeiten und gutes Essen unter einen Hut zu bringen. So bieten Ihnen die folgenden Rezepte nicht nur reichlich Aktivstoffe, sondern sie sind auch so konzipiert, dass sie am Abend zubereitet und morgens clever verpackt mit zur Arbeitsstelle genommen werden können.

Schnell und lecker

Kochen Sie abends eine schnelle Hauptmahlzeit in doppelter Menge und essen Sie die zweite Portion am nächsten Tag zur Mittagspause am Arbeitsplatz kalt oder wenn möglich auch erwärmt. Alle

Gerichte in diesem Kapitel sind in maximal 30 Minuten zubereitet und speziell auf die Bedürfnisse Berufstätiger abgestimmt. Wenn Sie am Arbeitsplatz eine Möglichkeit zum Kühlen und später zum Aufwärmen (eine Mikrowelle oder Kochplatte) haben, ist das optimal. Außerdem brauchen Sie fest verschließbare Behälter, damit Sie Ihr Mitgebrachtes auslaufsicher transportieren können. Besonders Gläser mit Vakuum-Schraubverschluss eignen sich bestens, um Cremiges oder Flüssiges mitzunehmen.

Wenn Sie vor Ort nichts aufwärmen können, besorgen Sie sich im Fachhandel ein Thermogefäß. Erhitzen Sie morgens kurz Ihre Mahlzeit und füllen Sie diese dann für den Transport in das Warmhaltegefäß. Darin bleibt Ihre Mahlzeit bis zur Mittagspause warm. Oder aber Sie wählen eine Mahlzeit aus, die Sie auch kalt essen können.

Wenn Sie am Arbeitsplatz die Möglichkeit haben, einen Pfeffer- und Salzstreuer und etwas Essig aufbewahren zu können, ist das prima. Dann können Sie sich schnell einmal ein Ei schälen und essen oder auch Tomaten- bzw. Gurkenscheiben würzen. Statt des berühmten Blumentopfs auf der Fensterbank wäre zur Abwechslung auch ein Kräutertopf genial. Salate zum Kaltessen finden Sie im anschließenden Rezeptteil.

Amélie G., 43 Jahre, verheiratet

»Plötzlich bekam ich beim Treppensteigen keine Luft mehr.

„Seit über 20 Jahren arbeite ich im ambulanten Pflegedienst. Natürlich läuft nicht immer alles glatt und ich gerate zwischen den Terminen öfters in Zeitnot. Trotzdem mag ich meinen Job, weil mir die Betreuung von älteren Menschen gefällt.

Einen kleinen Haken hat die ganze Geschichte: Ältere Menschen drücken ihre Dankbarkeit gerne durch kleine süße Geschenke aus und diese sammelten sich über Jahre hinweg an meinen Hüften an. So legte ich ganz langsam immer mehr an Gewicht zu und wog zuletzt bei einer Größe von 1,67 Meter etwas über 108 Kilo. Dass dies auf Dauer nicht so weitergehen konnte, wurde mir klar, als ich beim Treppensteigen plötzlich keine Luft mehr bekam.

Eigentlich hatte ich die besten Voraussetzungen, mich Stück für Stück von meinen Pfunden zu trennen, da ich mir kleine Pausen selbst einteilen konnte. Doch ich packte die Sache immer wieder verkehrt an und verzichtete, um Kalorien zu sparen, prinzipiell auf mein Frühstück. Dies hatte zur Folge, dass ich im Laufe des Vormittags einen solchen Heißhunger bekam und viel zu oft zum Schokoriegel griff.

Eine ältere, sehr gepflegte Dame war es, die mir statt einer Tafel Schokolade ein Trennkost-Buch in die Hand drückte. Skeptisch, Angst davor jetzt keine Schokolade mehr essen zu dürfen, machte ich mich mit dem Thema vertraut. Umso überraschter war ich, keine strengen Verbote, sondern einfache Regeln vorzufinden. Als dann noch die ersten Pfunde purzelten, machte ich mit vollem Elan weiter. Ein Jahr habe ich gebraucht, um knappe 30 Kilo abzunehmen. Was für eine Erleichterung – und das nicht nur beim Treppensteigen."

Puten-Pilz-Geschnetzeltes mit Erbsen und Möhren

Eine neue Variante des beliebten Klassikers

▶ **Eiweiß**

Für 2 Portionen
Gelingt leicht
☉ 30 Minuten

1 kleines Bund Petersilie
400 g Möhren
1 EL Butter
150 g Erbsen (TK)
1 TL Gemüsebrühe (Instant)
1 Zwiebel
150 g frische Champignons
300 g Putenbrust
½ EL Öl
Pfeffer
Meersalz
200 ml Gemüsebrühe
1 EL Tomatenmark
2 EL Frischkäse

1. Petersilie waschen, trocken schütteln und fein hacken.

2. Die Möhren putzen, waschen, schälen und in kleine Würfel schneiden. Die Butter in einem Topf schmelzen lassen und die Möhren darin unter Rühren leicht anbraten. 150 ml Wasser angießen und das Möhrengemüse zugedeckt etwa 8 Minuten köcheln lassen. Die Erbsen zugeben, mit Gemüsebrühe würzen und weitere 8 bis 10 Minuten garen.

3. Die Zwiebel abziehen und fein hacken. Die Champignons putzen, waschen und feinblättrig aufschneiden. Beides beiseitestellen.

4. Das Fleisch kurz abwaschen, trocken tupfen und in schmale Streifen schneiden. Das Öl in einer Pfanne erhitzen und das Fleisch darin rundum braun anbraten. Mit Pfeffer und Salz würzen. Dann das Fleisch aus der Pfanne nehmen und warm stellen.

5. Im restlichen Bratfett Zwiebel und Champignons 5 Minuten unter Rühren kräftig braten, dann die gebratenen Fleischstreifen zugeben. Die Brühe angießen und aufkochen lassen. Tomatenmark und Frischkäse gleichmäßig in die Sauce rühren, dann nochmals mit Pfeffer und Salz abschmecken.

6. Die Petersilie mit den Möhren und Erbsen mischen. Zusammen mit dem Geschnetzelten servieren.

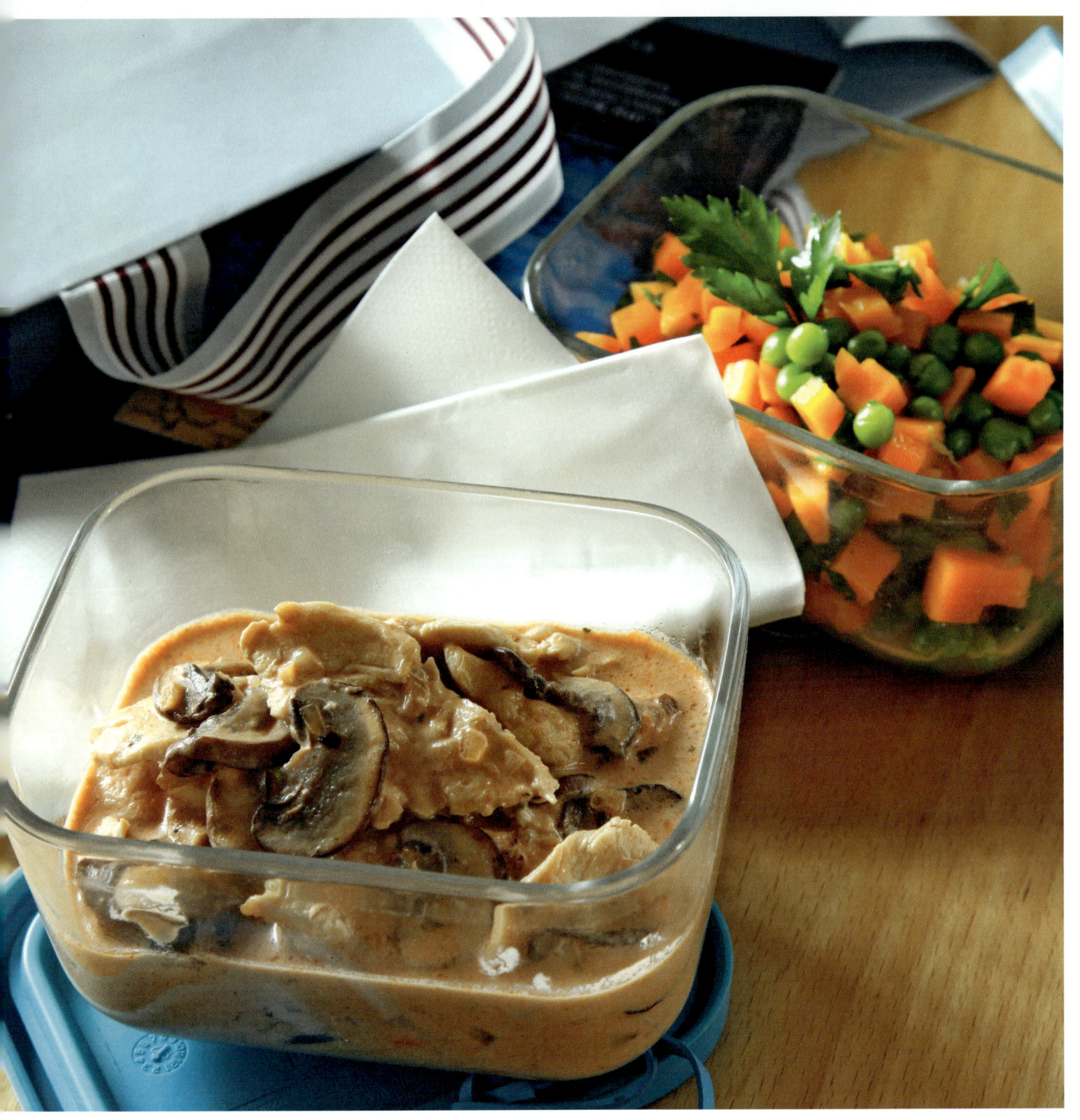

Gemüseeintopf mit Rinderhack

Feurig scharf

▶ **Eiweiß**

Für 2 Portionen
Preisgünstig ⊘ 30 Minuten
1 kleine Zwiebel · 1 kleine gelbe Paprikaschote ·
1 EL ÖL · 300 g Rindhackfleisch · 300 g grüne Bohnen
(TK) · 400 g Pizzatomaten (aus der Dose) · 2 TL Paprikapulver (edelsüß) · 200 ml Gemüsebrühe · 2 EL Tomatenmark · 1–2 TL Sambal Oelek · 1–2 TL frisch gehackter
Thymian · 1–2 TL frisch gehackter Rosmarin · Meersalz ·
1 EL Crème fraîche

1. Die Zwiebel schälen und in Ringe schneiden. Die
   Paprika putzen, entkernen und grob würfeln.

2. Das Öl in einem Topf erhitzen und die Zwiebel darin
   glasig dünsten. Das Hackfleisch zugeben und krüme-
   lig braten.

3. Paprikawürfel, Bohnen und Tomatenstücke zufügen,
   mit Paprikapulver bestäuben und alles bei starker
   Hitze unter Rühren 3 bis 4 Minuten braten.

4. Mit Brühe ablöschen und Tomatenmark unterrühren.
   Mit Sambal Oelek, Thymian, Rosmarin und Salz
   würzen. Zugedeckt etwa 10 Minuten köcheln lassen.
   Crème fraîche unterrühren und servieren.

Ratatouille mit Ziegenkäse

Kulinarisch international

▶ **Eiweiß**

Für 2 Portionen
Gelingt leicht ⊘ 30 Minuten
2 EL Pinienkerne · 4 reife Tomaten · 1 Zwiebel · 1 kleine
Aubergine · 1 Zucchini · 1 rote Paprikaschote ·
1 EL Olivenöl · 1–2 TL Kräuter der Provence ·
1 TL Sambal Oelek · Meersalz · 100 g Ziegenkäse von
der Rolle

1. Die Pinienkerne in einer Pfanne ohne Fett kurz
   rösten, dann beiseitestellen. Die Tomaten überbrühen,
   häuten und grob würfeln. Die Zwiebel abziehen und
   in dünne Ringe schneiden. Aubergine und Zucchini
   waschen, putzen und grob würfeln. Die Paprikaschote
   halbieren, putzen, waschen und in Stücke schneiden.

2. Das Öl in einer beschichteten Pfanne erhitzen. Die
   Zwiebel darin glasig werden lassen. Auberginen- und
   Zucchiniwürfel zugeben und unter Rühren anbraten.
   Paprikawürfel zugeben und die Tomaten unterrühren.

3. Die Ratatouille mit Kräutern der Provence, Sambal
   Oelek und Salz würzen. 10 bis 15 Minuten offen
   köcheln lassen, dabei gelegentlich umrühren.

4. Den Ziegenkäse in Würfel schneiden, auf die Ratatouille geben und mit den Pinienkernen bestreuen.

Kräuter-Hacksteak mit Zitronen-Zucchini

Genuss pur

▶ **Eiweiß**

Für 2 Portionen
Gelingt leicht ⏱ 30 Minuten

1 Möhre · 1 Zwiebel · 1 Zweig Rosmarin · 1 kleines Bund Thymian · 350 g Rinder- oder Lammhackfleisch · Pfeffer · Meersalz · 2 EL Olivenöl · 500 g Zucchini · 1 Vanilleschote · 150 g Kirschtomaten · 1 EL Butter · Saft einer halben Zitrone · 1 TL Ras el Hanout

1. Die Möhre schälen und fein raspeln. Die Zwiebel würfeln. Die Kräuter fein hacken.

2. Das Hackfleisch mit Möhrenraspeln, Zwiebelwürfeln, der Hälfte der Kräuter, Pfeffer und Salz vermischen und zu vier flachen Frikadellen formen. Die Hacksteaks in einem Esslöffel Öl von beiden Seiten je 4 bis 5 Minuten braten.

3. Die Zucchini in kleine Würfel schneiden. Die Vanilleschote auskratzen. Die Tomaten halbieren. In einer zweiten Pfanne das restliche Öl zusammen mit der Butter erhitzen. Zucchiniwürfel darin unter Rühren braten. Den Zitronensaft zugeben und das Vanillemark unterrühren. Mit Ras el Hanout und Salz würzen. Zum Schluss die Tomaten dazugeben und bei schwacher Hitze 5 Minuten ziehen lassen.

Bunter Käsesalat

Vitamine gegen den Stress

▶ **Neutral**

Für 2 Portionen
Gelingt leicht ⏱ 20 Minuten

1 kleine Zwiebel · 6 schwarze Oliven ohne Stein · 1 kleine grüne Paprikaschote · 1 kleines Bund Radieschen · 160 g Emmentaler · 3 EL Mais (TK) · 4 Zweige Petersilie · 1–2 EL Obstessig · 2 EL Öl · Pfeffer · Meersalz · 6 Kirschtomaten · 2 Scheiben Vollkornbrot · 2–3 EL Butter

1. Die Zwiebel schälen und klein würfeln. Die Oliven in dünne Scheiben schneiden. Die Paprikaschote halbieren, putzen, waschen und in kleine Würfel schneiden. Die Radieschen putzen und in Scheiben schneiden. Den Käse in kleine Würfel schneiden. Alles zusammen mit dem Mais in einer Schüssel mischen.

2. Für das Dressing die Petersilie waschen, trocknen und fein hacken. Den Obstessig mit dem Öl, der Petersilie und 5 Esslöffel Wasser verrühren. Die Sauce mit Pfeffer und Salz würzen und den Salat damit anmachen. Die Tomaten waschen und halbieren. Den Käsesalat damit garnieren.

3. Die Brotscheiben mit der Butter bestreichen und zusammen mit dem Käsesalat servieren.

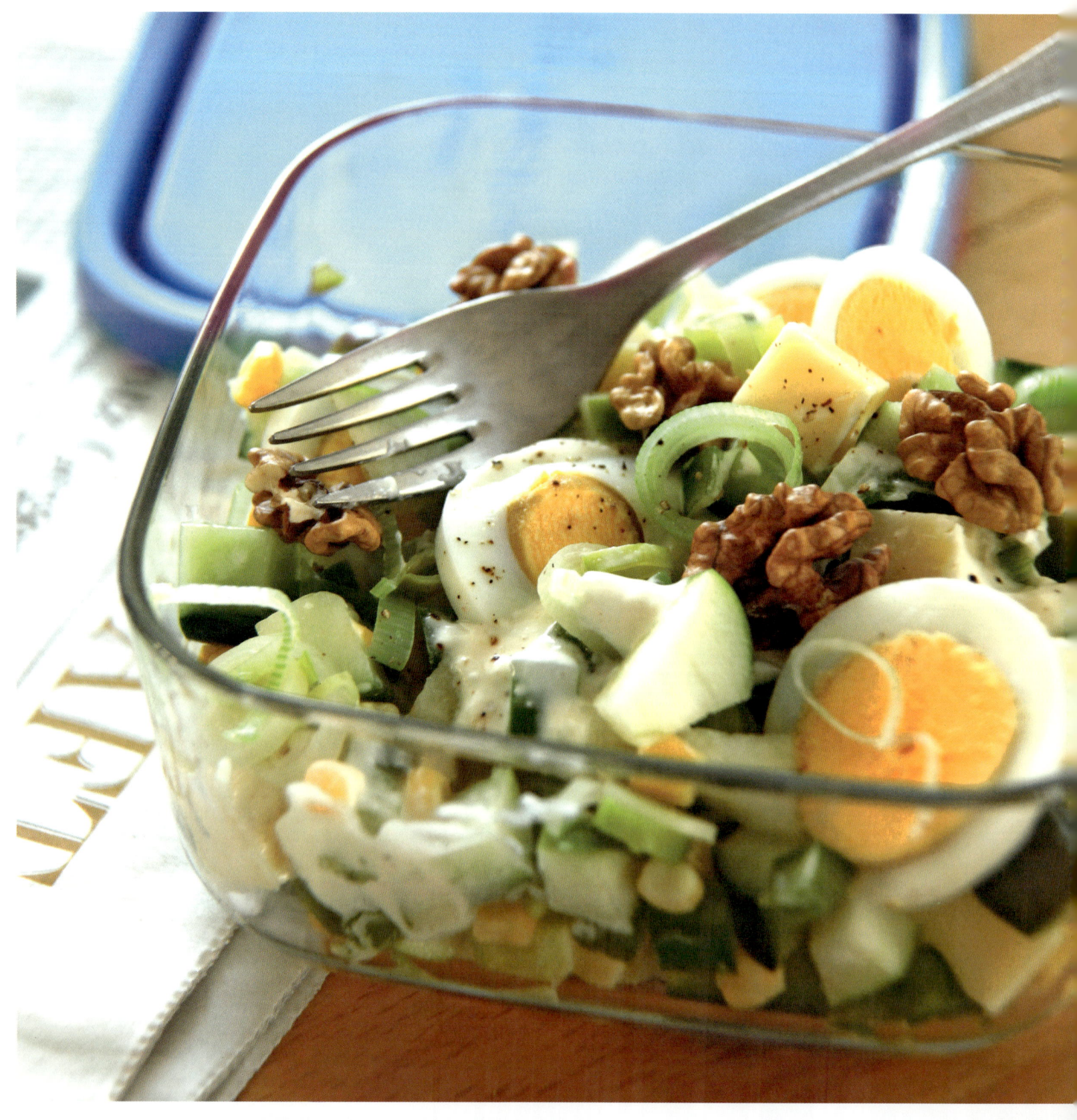

Grüner Apfelsalat mit Eiern und Käse

Knackig frisch

▶ **Eiweiß**

Für 2 Portionen
Gelingt leicht ⊘ 25 Minuten
1 kleine Stange Lauch · Meersalz · 1 grüner Apfel ·
2 EL Zitronensaft · 1 grüne Paprikaschote · 10 cm Salatgurke · 2 Eier · 60 g Hartkäse (z. B. Fol Epi oder Gouda) ·
3 EL Maiskörner (TK) · 150 g Joghurt · 2 EL saure Sahne ·
1 TL Dijon Senf · Pfeffer · 8 Walnusshälften

1. Den Lauch putzen, waschen, in feine Ringe schneiden
   und kurz in kochendem, leicht gesalzenem Wasser
   blanchieren. Danach mit kaltem Wasser abschrecken.

2. Den Apfel waschen, vierteln, entkernen und in kleine
   Würfel schneiden. Sofort mit dem Zitronensaft
   beträufeln. Die Paprikaschote und die Gurke putzen,
   waschen und klein würfeln.

3. Die Eier in 8 bis 10 Minuten hart kochen, danach mit
   kaltem Wasser abschrecken, schälen und in Scheiben
   schneiden. Den Käse in kleine Würfel schneiden.

4. Lauch, Apfel, Paprika und Gurke zusammen mit Mais
   in einer Schüssel mischen. Eierscheiben und Käse
   untermischen.

5. Für das Dressing den Joghurt mit saurer Sahne, Senf,
   Pfeffer und Salz kräftig verrühren. Das Dressing über
   den Salat geben und anschließend mit den Nüssen
   bestreut servieren.

Schinkenrühreier mit Tomaten

Schnelles für den kleinen Hunger

▶ **Eiweiß**

Für 2 Portionen
Geht schnell ⊘ 15 Minuten
1 kleine Zwiebel · 50 g Rinderschinken · 1 kleines Bund
Schnittlauch · 4 Eier · 3 EL Mineralwasser · Meersalz ·
1 EL Öl · 2 große Fleischtomaten

1. Die Zwiebel abziehen und klein hacken. Den Schinken
   in kleine Würfel schneiden. Den Schnittlauch waschen,
   trocken schütteln und in Röllchen schneiden.

2. Eier und Mineralwasser mit dem elektrischen
   Schneebesen schaumig verquirlen und leicht salzen.

3. Das Öl in einer beschichteten Pfanne erhitzen und die
   Zwiebelwürfel darin glasig dünsten. Den Schinken
   zugeben und kurz anbraten. Die Eier darübergießen,
   mit dem Schnittlauch bestreuen und stocken lassen.
   Die Eiermasse zusammenschieben und zu einem
   Rührei fertig backen.

4. Die Tomaten waschen, von den Stielansätzen befreien
   und in schmale Spalten schneiden. Mit Pfeffer und
   Salz würzen. Zusammen mit dem Rührei anrichten.

Tipp
Rührei kann man warm, aber auch kalt genießen.
Zum Mitnehmen die Tomaten erst am Arbeitsplatz
aufschneiden.

◀ Grüner Apfelsalat mit Eiern
und Käse

Möhreneintopf mit Fleischwurst

Für den großen Hunger

▶ **Eiweiß**

Für 2 Portionen
Gut vorzubereiten ⊙ 30 Minuten
1 kleine Zwiebel · 1 Stück Sellerie · 500 g Möhren ·
4 Zweige Petersilie · 1 EL Butter · 125 ml Gemüsebrühe · 200 g Geflügelfleischwurst · Pfeffer · Meersalz

1. Die Zwiebel abziehen und fein hacken. Den Sellerie
   waschen, schälen und klein würfeln. Die Möhren
   putzen, waschen, schälen und in kleine Würfel
   schneiden. Die Petersilie waschen, trocken schütteln,
   die Blättchen von den Stielen zupfen und fein hacken.

2. Die Butter in einem Topf schmelzen. Die Zwiebelwürfel darin bei schwacher Hitze glasig werden lassen.
   Die Sellerie- und Möhrenwürfel zugeben und unter
   Rühren leicht anbraten. Die Gemüsebrühe angießen
   und zugedeckt etwa 15 bis 18 Minuten leicht köcheln
   lassen.

3. Die Fleischwurst in kleine Würfel schneiden und in
   die Suppe geben. Nochmals mit Pfeffer und Salz
   abschmecken. Die gehackte Petersilie über den
   Eintopf geben und heiß servieren.

Giovannis Fischsuppe

Für Feinschmecker

▶ **Eiweiß**

Für 2 Portionen
Gut vorzubereiten ⊙ 30 Minuten
1 kleine Stange Lauch · 1 Möhre · 1 kleine Stange
Staudensellerie · ½ kleiner Fenchel · 1 Tomate ·
1 EL Öl · 50 ml Weißwein · 500 ml Gemüsebrühe ·
2 ungeschälte Knoblauchzehen · 1 Päckchen Safran-
fäden · 2 Zweige frischer Thymian · Pfeffer · Meersalz ·
350 g Fisch (z. B. Kabeljau oder Rotbarsch) · 1 Stück
Zitronenschale (naturrein) · 2 EL gehackte Petersilie

1. Lauch putzen, längs aufschneiden, waschen und in
   Streifen schneiden. Die Möhren schälen und in Scheiben schneiden. Staudensellerie und Fenchel waschen,
   putzen und klein würfeln. Die Tomate häuten und in
   Stücke schneiden.

2. Das Öl in einem Topf erhitzen und das Gemüse unter
   Rühren andünsten. Tomatenstücke zugeben. Weißwein und Brühe angießen, Knoblauchzehen, Safran
   und Thymian zugeben und bei schwacher Hitze
   15 Minuten köcheln lassen. Mit Pfeffer und Salz
   würzen.

3. Den Fisch kurz waschen, eventuell Gräten entfernen
   und in Würfel schneiden.

4. Fischstücke und Zitronenschale zur Suppe geben und
   zugedeckt 5 Minuten köcheln lassen. Dann den
   Knoblauch und die Zitronenschale entfernen. Mit der
   Petersilie bestreuen.

Sahne-Garnelen auf Blumenkohl

Schmeckt warm und kalt

▶ **Eiweiß**

Für 2 Portionen
Gut vorzubereiten ⏱ 30 Minuten
1 Blumenkohl · Meersalz · 50 ml Milch · 12 große
Garnelen · 1 kleine Stange Lauch · 1 kleine Möhre ·
1 EL Öl · 50 ml Sahne · 1 TL Currypulver ·
1 Msp. Cayennepfeffer · 2 EL gehackte Petersilie

1. Den Blumenkohl waschen, putzen, in kleine Röschen
zerteilen und in einen Topf geben. Mit leicht gesalzenem Wasser und Milch bedecken und in 10 bis
12 Minuten bissfest garen.

2. Die Garnelen schälen und den Darm entfernen. Mit
kaltem Wasser abspülen und mit Küchenpapier
trocken tupfen.

3. Den Lauch putzen, längs vierteln, gründlich waschen
und in kleine Streifen schneiden. Die Möhre waschen,
putzen und fein würfeln.

4. Das Öl erhitzen. Lauchstreifen und Möhrenwürfel
darin unter Rühren dünsten. Die Garnelen zufügen
und sie von beiden Seiten je 2 Minuten kräftig
braten. Mit 4 Esslöffel Wasser und der Sahne ablöschen. Die Sauce würzen und alles einmal kurz
aufkochen lassen.

5. Die Sahne-Garnelen zusammen mit den Blumenkohlröschen anrichten. Mit Petersilie bestreuen.

Kürbis-Kokos-Suppe

Schmeckt köstlich

▶ **Neutral**

Für 2 Portionen
Gut vorzubereiten ⏱ 30 Minuten
400 g Hokkaido-Kürbis · 1 Stück Ingwer (walnussgroß) ·
1 EL Butter · 500 ml Gemüsebrühe · 2–3 EL getrocknete
Kokosflocken · 1 EL Crème fraîche · Cayennepfeffer ·
Meersalz

1. Den Kürbis schälen und in kleine Würfel schneiden.
Den Ingwer schälen und grob hacken.

2. Die Butter in einem Topf erhitzen und die Kürbis-
würfel darin unter Rühren leicht anbraten. Die Brühe
zugießen und alles zugedeckt bei schwacher Hitze
20 Minuten köcheln lassen. Den Ingwer zugeben.

3. Anschließend die Suppe mit dem Schneidstab fein
pürieren. Kokosflocken und Crème fraîche unterrühren
und die Suppe mit Cayennepfeffer und Salz würzen.

Tipp

Einen noch würzigeren Geschmack bekommt die
Suppe durch die Zugabe von 1 bis 2 jungen Knob-
lauchschloten. Da diese Suppe zu den neutralen
Mahlzeiten zählt, können Sie diese zusammen mit
einem kräftigen Vollkornbrot genießen. Dann wird
daraus allerdings eine Kohlenhydratmahlzeit.

43

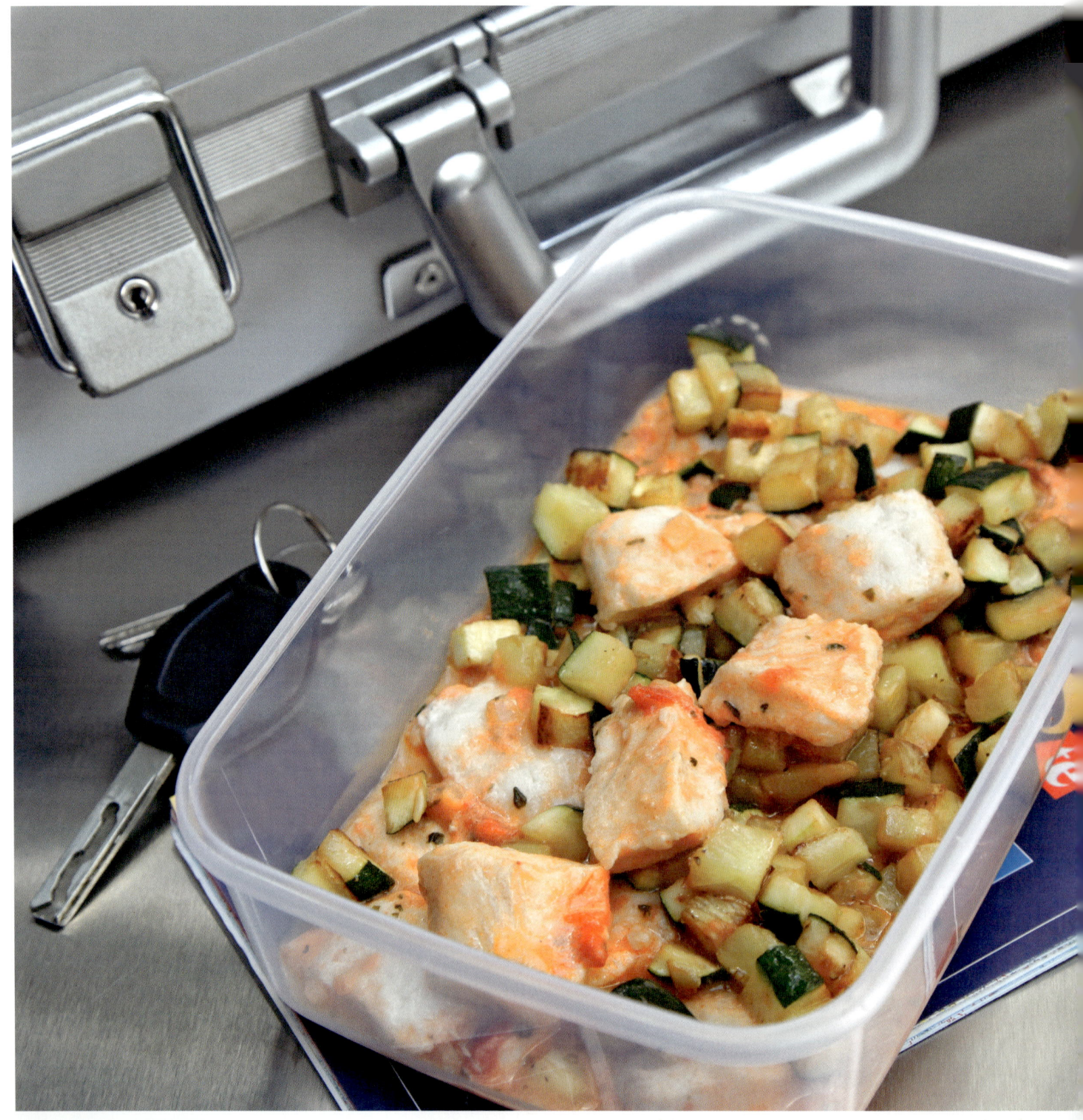

Fisch in Tomaten mit Zucchini

Bringt Abwechslung auf den Tisch

▶ **Eiweiß**

Für 2 Portionen
Gelingt leicht ⊙ 30 Minuten
400 g Fischfilet (z. B. Pangasius oder Seelachs) ·
500 g Tomaten · 1 Zwiebel · 2 EL Öl · 1 TL Kräuter der
Provence · Chili · Meersalz · 1 EL Crème fraîche ·
500 g Zucchini · Pfeffer

1. Den Fisch waschen, mit Küchenpapier abtrocknen
   und in mundgerechte Stücke schneiden.

2. Die Stielansätze der Tomaten entfernen. Die Tomaten
   überbrühen, häuten und grob würfeln. Die Zwiebel
   schälen und fein hacken.

3. Einen Esslöffel Öl in einer Pfanne erhitzen, die
   Zwiebelwürfel darin unter Rühren glasig dünsten. Die
   Tomatenwürfel zugeben und 5 Minuten braten. Mit
   Kräutern der Provence, Chili und Salz kräftig würzen.
   Crème fraîche locker unterziehen. Die Fischwürfel
   zugeben und zugedeckt bei schwacher Hitze in
   10 Minuten gar ziehen lassen.

4. Die Zucchini waschen, putzen und klein würfeln. Das
   restliche Öl in einer Pfanne erhitzen. Die Zucchiniwürfel darin unter Rühren kräftig anbraten. Mit
   Pfeffer und Salz würzen. Zusammen mit dem Fisch
   servieren.

Kleines Kräutersüppchen mit Ei

Frisch aus dem Kräutergarten (Foto S. 34)

▶ **Neutral**

Für 2 Portionen
Preisgünstig ⊙ 20 Minuten
2 Frühlingszwiebeln · 1 TL Öl · 1 EL Butter ·
400 ml Gemüsebrühe · 1 Bund frische Kräuter (Kerbel,
Schnittlauch, Petersilie, Kresse) · 50 ml Sahne ·
Pfeffer · Kräutersalz · 1 großes Eigelb

1. Die Frühlingszwiebeln putzen und waschen. Das
   Grün in Röllchen, das Weiße in kleine Würfel schneiden. Etwas Zwiebelgrün beiseitelegen.

2. Öl und Butter in einem Topf erhitzen. Zwiebelröll-
   chen und -würfel darin glasig dünsten. Die Brühe
   zugießen und zugedeckt bei schwacher Hitze einige
   Minuten köcheln lassen.

3. Die Kräuter waschen, trocken schütteln und in ein
   hohes Gefäß geben. Etwas heiße Suppe zuschütten,
   die Sahne zugeben und alles mit dem Schneidstab
   fein pürieren. Die pürieren Kräuter in die Suppe
   geben und mit Pfeffer und Salz abschmecken.

4. Das Eigelb in die nicht mehr kochende Suppe gleiten
   lassen und mit dem Schneebesen unterrühren. Mit
   dem Zwiebelgrün bestreut servieren.

Champignon-Cremesuppe

Ein Klassiker

▶ **Kohlenhydrate**

Für 2 Portionen
Gelingt leicht ⏱ 25 Minuten
1 kleine Zwiebel · 1 kleine Stange Lauch ·
200 g Champignons · 1 EL Butter · etwas Liebstöckel ·
1 Msp. Cayennepfeffer · 400 ml Gemüsebrühe ·
1 EL Kartoffelstärke · 4 EL Sahne · Pfeffer · Meersalz ·
2 EL gehackte Petersilie

1. Die Zwiebel abziehen und in kleine Würfel schneiden.
   Den Lauch putzen und in Ringe schneiden. Die
   Champignons abreiben, putzen und grob würfeln.

2. Die Butter in einem Topf erhitzen. Zwiebel, Lauch
   und Champignons darin unter Rühren anbraten.
   Mit Liebstöckel und Cayennepfeffer würzen.

3. Die Brühe zugießen und alles bei schwacher Hitze
   8 bis 10 Minuten köcheln lassen. Anschließend die
   Suppe mit dem Schneidstab pürieren.

4. Die Kartoffelstärke in wenig kaltem Wasser anrühren
   und die Suppe damit andicken. Die Sahne unterrühren,
   mit Pfeffer und Salz abschmecken und mit Petersilie
   bestreut servieren.

Tipp
Servieren Sie dazu frisches Vollkornbrot oder gerös-
tete Brotwürfel.

Nudelsalat mit Käse und Salami

Das schmeckt jedem

▶ **Kohlenhydrate**

Für 2 Portionen
Gut vorzubereiten ⏱ 25 Minuten
160 g Nudeln (aus Hartweizengrieß, z. B. Spiralen) ·
Meersalz · 2 Möhren · 150 g Erbsen (TK) · 1 rote
Paprikaschote · 50 g Allgäuer Emmentaler ·
50 g Rindersalami · 2 EL Crème fraîche · 150 g Joghurt ·
1 EL Apfelessig · Kräutersalz · 2 EL gehackte Petersilie

1. Die Nudeln in kochendem Salzwasser bissfest garen,
   dann abgießen und abtropfen lassen.

2. Die Möhren putzen, waschen, schälen, in kleine
   Würfel schneiden und mit den Erbsen in wenig leicht
   gesalzenem Wasser in 10 bis 12 Minuten bissfest
   garen.

3. Die Paprikaschote halbieren, entkernen, waschen
   und fein würfeln. Käse und Salami in kleine Würfel
   schneiden. Möhren und Erbsen aus dem Wasser
   nehmen, abtropfen lassen und mit Paprika-, Käse-
   und Salamiwürfeln mischen. Die Nudeln unterrühren.

4. Für die Salatsauce Crème fraîche, Joghurt und Apfelessig cremig verrühren und mit dem Kräutersalz
   pikant würzen. Das Dressing über den Salat gießen
   und untermischen. Mit der gehackten Petersilie
   bestreuen.

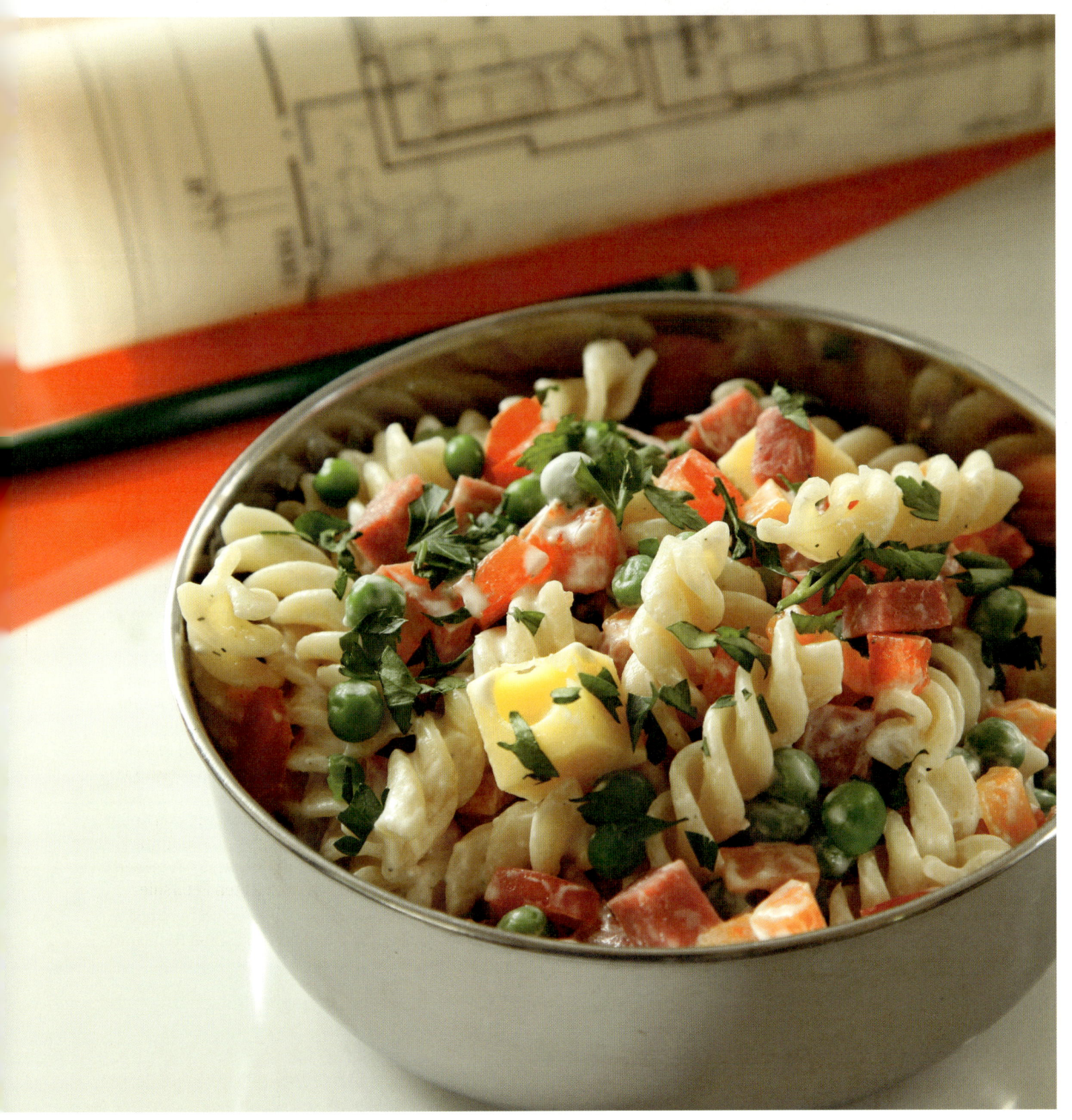

Feine Majoran-Kartoffelsuppe mit Debречziner

Ein Hauch von Ungarn

▶ **Kohlenhydrate**

Für 2 Portionen
Gelingt leicht ⏱ 30 Minuten
300 g Kartoffeln · 2 Möhren · 4 Zweige Petersilie ·
1 Zweig frischer Majoran · 2 Pärchen Debrecziner ·
1 EL Butter · 450 ml Gemüsebrühe · 1 Msp. Cayennepfeffer · 2 EL Sahne

1. Kartoffeln und Möhren schälen, waschen und in kleine Würfel schneiden. Petersilie und Majoran waschen, trocken schütteln, die Blättchen von den Stielen zupfen und jedes für sich fein hacken. Die Debrecziner in dünne Scheiben schneiden.

2. Die Butter in einem Topf schmelzen lassen. Kartoffeln und Möhren unter Rühren bei mittlerer Hitze einige Minuten anbraten. Die Gemüsebrühe dazugießen, mit Majoran und Cayennepfeffer würzen. Zugedeckt etwa 15 bis 18 Minuten köcheln lassen. Ein Drittel der Suppe in ein Extragefäß geben, mit dem Schneidstab pürieren und zur Suppe zurückgießen. Anschließend mit der Sahne verfeinern.

3. Die Debrecziner in die Suppe geben und mit der frisch gehackten Petersilie bestreuen.

Spaghetti mit kalter Tomatensauce

Fit mit Vitaminen

▶ **Kohlenhydrate**

Für 2 Portionen
Gelingt leicht ⏱ 30 Minuten
1 rote Paprikaschote · 1 Schalotte · 1 kleiner Zweig
frischer Rosmarin · 1 EL Olivenöl · 1–2 TL getrockneter
Thymian · 400 g vollreife Tomaten · Meersalz ·
1–2 TL Sambal Oelek · 15 frische Basilikumblättchen ·
160 g Spaghetti ohne Ei

1. Die Paprikaschote in kleine Würfel schneiden. Die Schalotte fein würfeln. Die Rosmarinnadeln fein hacken.

2. Das Öl in einer Pfanne erhitzen. Schalotten- und Paprikawürfel darin unter Rühren braten. Mit Thymian und Rosmarin würzen und auskühlen lassen.

3. Die Tomaten kurz mit kochendem Wasser überbrühen, mit kaltem Wasser abschrecken, dann häuten und entkernen. Die Tomaten und das Paprikagemüse in ein hohes Gefäß geben und alles mit dem Schneidstab fein pürieren. Die Sauce mit Salz und Sambal Oelek herzhaft abschmecken. Die Basilikumblättchen fein hacken und die Hälfte davon unter die Tomatensauce rühren.

4. Die Nudeln bissfest garen, abgießen und abtropfen lassen. Mit der Sauce und den restlichen Basilikumblättchen bestreut servieren.

Nudeln mit ungarischer Paprikasauce

Nudeln machen glücklich

▶ **Kohlenhydrate**

Für 2 Portionen
Gelingt leicht ⏲ 30 Minuten
2 große rote Paprikaschoten · 1 mittelscharfe rote
Peperoni · 30 g getrocknete Tomaten in Öl ·
1 kleine Zwiebel · 1 TL Paprikapulver · 1 TL getrockneter
Thymian · Meersalz · 160 g kleine Röhrennudeln
ohne Ei

1. Paprikaschoten und Peperoni halbieren und putzen.
   Die Stücke unter den Grill legen, bis die Haut Blasen
   wirft und das Fruchtfleisch weich ist. Die Haut
   abziehen und beides zusammen mit dem Mixstab
   pürieren.

2. Die getrockneten Tomaten aus dem Öl nehmen,
   abtropfen lassen und in sehr kleine Stücke schneiden.
   Die Zwiebel abziehen und fein würfeln.

3. Einen Esslöffel Tomatenöl in einer Pfanne erhitzen
   und die Zwiebelwürfel darin glasig dünsten. Den
   Paprika-Peperoni-Mix zugeben und die Sauce mit
   Paprikapulver, Thymian und Salz fein abschmecken.
   Die Tomatenstückchen unterrühren.

4. Die Nudeln in reichlich leicht gesalzenem, kochendem
   Wasser bissfest garen, dann abgießen und abtropfen
   lassen. Zusammen mit der Sauce servieren.

Makrelen-Reissalat mit Minzesauce

Knackig frisch mit Fisch

▶ **Kohlenhydrate**

Für 2 Portionen
Gelingt leicht ⏲ 30 Minuten
120 g Naturreis · Meersalz · 1 rote Paprikaschote ·
1 kleines Bund Radieschen · 10 cm Salatgurke ·
1 kleine geräucherte Makrele · 3 EL Mais (TK) ·
einige Zweige Petersilie · 12 Blättchen frische Minze ·
100 ml Gemüsebrühe · 1 EL Öl · Pfeffer

1. Den Reis in einen Topf geben, mit leicht gesalzenem
   Wasser gut bedecken und nach Packungsangabe
   garen lassen.

2. Die Paprikaschote putzen und klein würfeln. Die
   Radieschen putzen, waschen und in dünne Scheiben
   schneiden. Die Gurke schälen und das Fruchtfleisch
   in kleine Würfel schneiden.

3. Den Fisch entgräten und in kleine Stücke teilen. Das
   Gemüse zusammen mit dem Mais und dem Fisch in
   einer Schüssel mischen. Den Reis unterheben.

4. Für das Dressing Petersilie und Minze in der Brühe
   einmal kurz aufkochen lassen. Das Öl zugießen und
   alles mit dem Schneidstab fein pürieren. Die Sauce
   durchsieben und mit Pfeffer und Salz abschmecken.
   Das Dressing mit dem Reissalat mischen. Gut gekühlt
   servieren.

Bulgur-Salami-Salat mit Schafskäse

Schmeckt köstlich

▶ **Kohlenhydrate**

Für 2 Portionen
Gut vorzubereiten ⊙ 30 Minuten
100 g Bulgur · Meersalz · 200 g Erbsen (TK) · 75 g Rindersalami · 1 kleines Bund glatte Petersilie · 2 EL Obstessig ·
2 EL Öl · 4 EL Gemüsewasser · 2 EL saure Sahne ·
3 EL Mais (TK) · 80 g Schafskäse (z. B. Feta) ·
100 g Kirschtomaten

1. Den Bulgur in 275 Milliliter kochendes Salzwasser
   geben und bei schwacher Hitze 15 Minuten quellen
   lassen, bis das Wasser aufgesogen ist. Den Bulgur mit
   einer Gabel auflockern und beiseitestellen.

2. In der Zwischenzeit die Erbsen in wenig leicht
   gesalzenem Wasser bissfest dünsten, dann aus dem
   Wasser heben und gut abtropfen lassen. Etwas
   Gemüsewasser beiseitestellen.

3. Die Salami in kleine Streifen schneiden. Die Petersilie
   waschen, trocken schütteln und fein hacken.

4. Aus Essig, Öl, Gemüsewasser, Sahne, Salz und Petersilie eine Sauce rühren. Erbsen, Mais, Salami und Sauce
   mit dem Bulgur mischen. Den Schafskäse zerbröseln
   und zusammen mit den Kirschtomaten auf dem Salat
   verteilen.

Couscous mit Tofu und Feta

Essen mit Pfiff

▶ **Kohlenhydrate**

Für 2 Portionen
Gelingt leicht ⊙ 30 Minuten
450 ml Gemüsebrühe · 150 g Couscous · 1 Zwiebel ·
150 g Champignons · 150 g fester Tofu · 1 EL Öl ·
Pfeffer · Meersalz · 2 Fleischtomaten · 70 g Schafskäse
(z. B. Feta) · einige Basilikumblättchen

1. Die Gemüsebrühe einmal aufkochen lassen, dann
   den Couscous einstreuen. Die Herdplatte ausschalten
   und den Couscous zugedeckt in 5 bis 8 Minuten ausquellen lassen.

2. Die Zwiebel abziehen und klein hacken. Die Pilze
   putzen und in Scheiben schneiden. Den Tofu kurz
   waschen, trocken tupfen und in 2 Zentimeter große
   Würfel schneiden. Die Tomaten in kleine Würfel
   schneiden und beiseitestellen.

3. Das Öl in einer beschichteten Pfanne erhitzen.
   Zwiebeln, Pilze und Tofu unter Rühren bei starker
   Hitze so lange braten, bis sie eine leicht braune Farbe
   angenommen haben. Mit Pfeffer und Salz würzen.

4. Den Couscous auf einer Platte anrichten. Zwiebel,
   Pilze, Tofu und die Tomatenstückchen rundum
   verteilen. Den Schafskäse darüber zerkrümeln und
   mit den Basilikumblättchen garnieren.

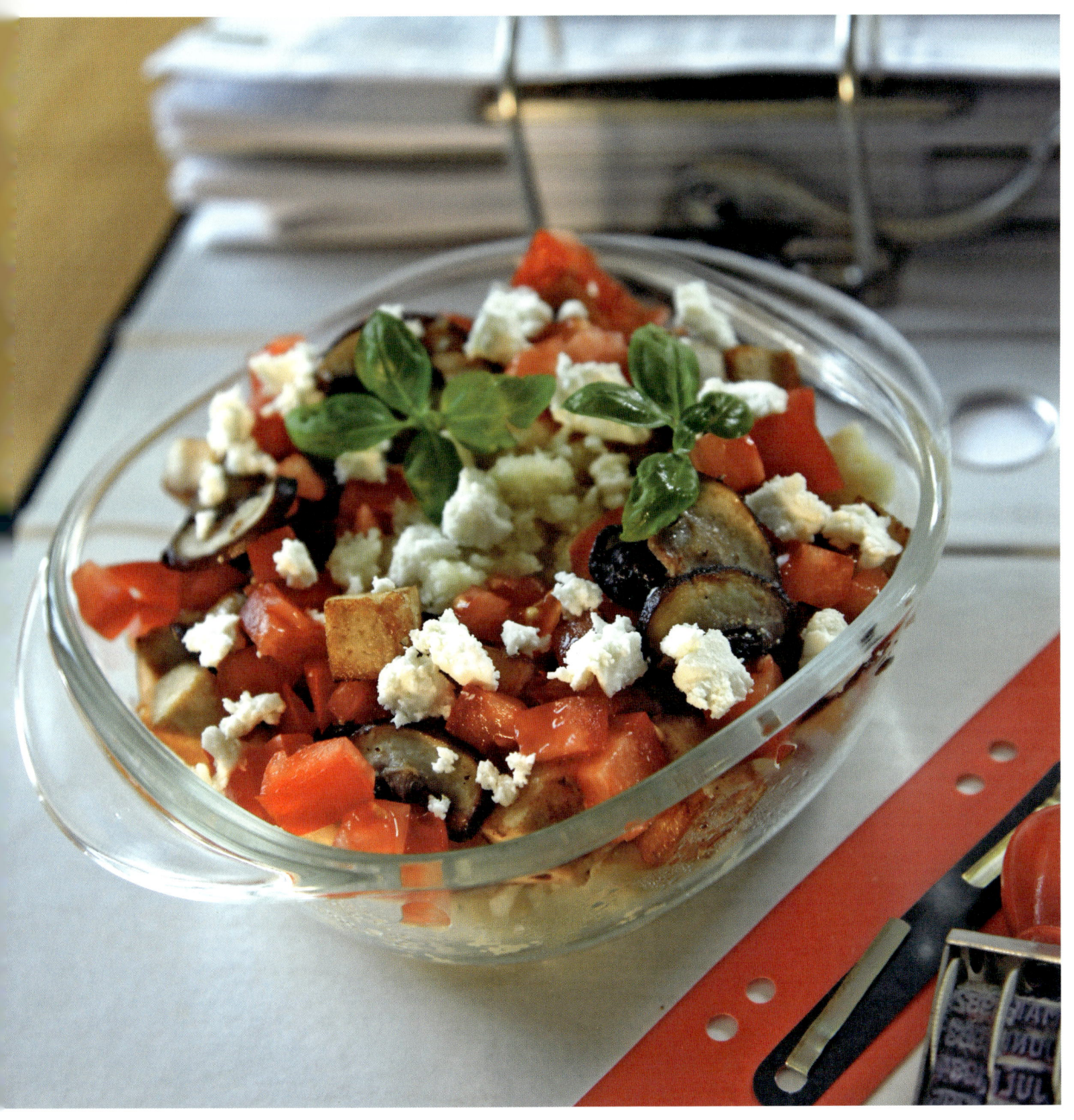

Pilz-Bratlinge mit Gurkengemüse

Vegetarische Spezialität

▶ Kohlenhydrate

Für 2 Portionen
Preisgünstig ⊙ 30 Minuten
1 Zwiebel · 50 g Champignons · 2 EL Butter ·
190 ml Gemüsebrühe · 100 g Haferflocken · Pfeffer ·
Meersalz · 1 Eigelb · 3 EL Doppelrahmfrischkäse ·
2 EL Vollkornsemmelbrösel · 2 EL Öl · 1 Salatgurke ·
1 kleines Bund Dill

1. Die Zwiebel fein hacken. Die Pilze in sehr kleine
   Würfel schneiden. Die Hälfte der Zwiebel- und die
   Pilzwürfel in 1 Esslöffel Butter glasig braten. Die
   Gemüsebrühe angießen und die Haferflocken unter-
   rühren. Mit Pfeffer und Salz würzen und unter
   Rühren zu einem festen Brei kochen. Das Eigelb
   und 1 Esslöffel Frischkäse unterrühren.

2. Mit angefeuchteten Händen 4 Bratlinge formen und
   diese in den Semmelbröseln wenden. Das Öl erhitzen
   und die Bratlinge darin von beiden Seiten jeweils
   5 Minuten knusprig braten.

3. Für das Gemüse die Gurke schälen und entkernen.
   Das Fruchtfleisch in kleine Würfel schneiden. Den
   Dill fein hacken.

4. Einen Esslöffel Butter zerlassen. Gurkenwürfel und
   Zwiebeln darin unter Rühren 5 Minuten braten. Den
   Frischkäse unterrühren. Mit Pfeffer und Salz würzen
   und mit Dill bestreuen.

Exotischer Curry-Couscous

Ein Hauch von 1001 Nacht

▶ Kohlenhydrate

Für 2 Portionen
Gelingt leicht ⊙ 25 Minuten
150 g Couscous · 3 EL Rosinen · 6 getrocknete Aprikosen (ungeschwefelt) · 12 Mandeln · 2 EL Kokosflocken ·
Meersalz · 1 TL Curry · 1 TL Zimt · 1 EL Stevia GrooVia
oder 2 EL Ahornsirup

1. Den Couscous in 450 Milliliter Wasser einstreuen
   und einmal aufkochen lassen. Bei ausgeschalteter
   Herdplatte zugedeckt in 5 bis 8 Minuten ausquellen
   lassen.

2. Die Rosinen mit kochendem Wasser übergießen,
   5 Minuten ziehen lassen, danach abgießen. Die
   Aprikosen in kleine Stücke schneiden. Die Mandeln
   in einer Pfanne ohne Fett kurz rösten, dann beiseitestellen.

3. Rosinen, Aprikosenstücke, Kokosflocken, Salz, Curry
   und Zimt mit dem Bulgur mischen. Stevia oder
   Ahornsirup unterrühren und mit den gerösteten
   Mandeln bestreut servieren.

Fruchtiger Hirsepudding

Für den süßen Hunger

▶ **Kohlenhydrate**

Für 2 Portionen
Gelingt leicht ⊙ 25 Minuten
100 g fein gemahlene Hirse · 4 EL Rosinen ·
1 Msp. Meersalz · ½ TL Kardamom · 1 großer mürber
Apfel · 1 EL Butter · 2 EL grob gehackte Mandeln ·
100 g Joghurt · 1 EL Stevia GrooVia oder 1 EL Honig ·
1–2 TL Zimt

1. Die Hirse in 400 Milliliter Wasser einstreuen und
   unter Rühren zum Kochen bringen. Anschließend
   Rosinen, Salz und Kardamom zugeben. Den Kochtopf
   vom Herd nehmen und die Hirse kurze Zeit quellen
   lassen.

2. In der Zwischenzeit den Apfel waschen, vierteln,
   schälen, vom Kerngehäuse befreien und in kleine
   Würfel schneiden. Die Butter in einer Pfanne
   schmelzen lassen. Mandeln und Apfelstücke darin
   unter Wenden braten.

3. Joghurt, Salz, Stevia bzw. Honig, Mandeln und Apfelstücke unter die Hirse rühren. Mit Zimt bestreuen und
   servieren.

Müsli-Hirse-Joghurt

Für Naschkatzen

▶ **Kohlenhydrate**

Für 2 Personen
Gut vorzubereiten ⊙ 25 Minuten
2 EL Sonnenblumenkerne · 3 getrocknete Datteln ·
3 getrocknete Feigen · 3 getrocknete Aprikosen
(ungeschwefelt) · 100 g fein gemahlene Hirse ·
125 g griechischer Joghurt (10 % Fett) · 1 EL Rosinen ·
10 Haselnüsse · 1 EL Stevia GrooVia oder 1 EL Honig ·
1 Msp. Salz · etwas Zitronenabrieb (naturrein) ·
1 TL Zimt

1. Die Sonnenblumenkerne in einer Pfanne ohne Fett
   kürz rösten, dann beiseitestellen. Datteln, Feigen und
   Aprikosen in kleine Würfel schneiden.

2. Die Hirse in 400 Milliliter Wasser einstreuen und
   unter Rühren zum Kochen bringen. Den Herd ausschalten und die Hirse 5 Minuten quellen lassen.
   Zwischendurch umrühren und den Hirsebrei kalt
   stellen.

3. Den Joghurt unter den abgekühlten Hirsebrei rühren.
   Dann Datteln, Feigen, Aprikosen, Rosinen und Haselnüsse unterrühren. Mit dem Stevia bzw. Honig
   süßen und alles mit Salz und Zitronenschale abschmecken. Mit Zimt und Sonnenblumenkernen
   bestreut servieren.

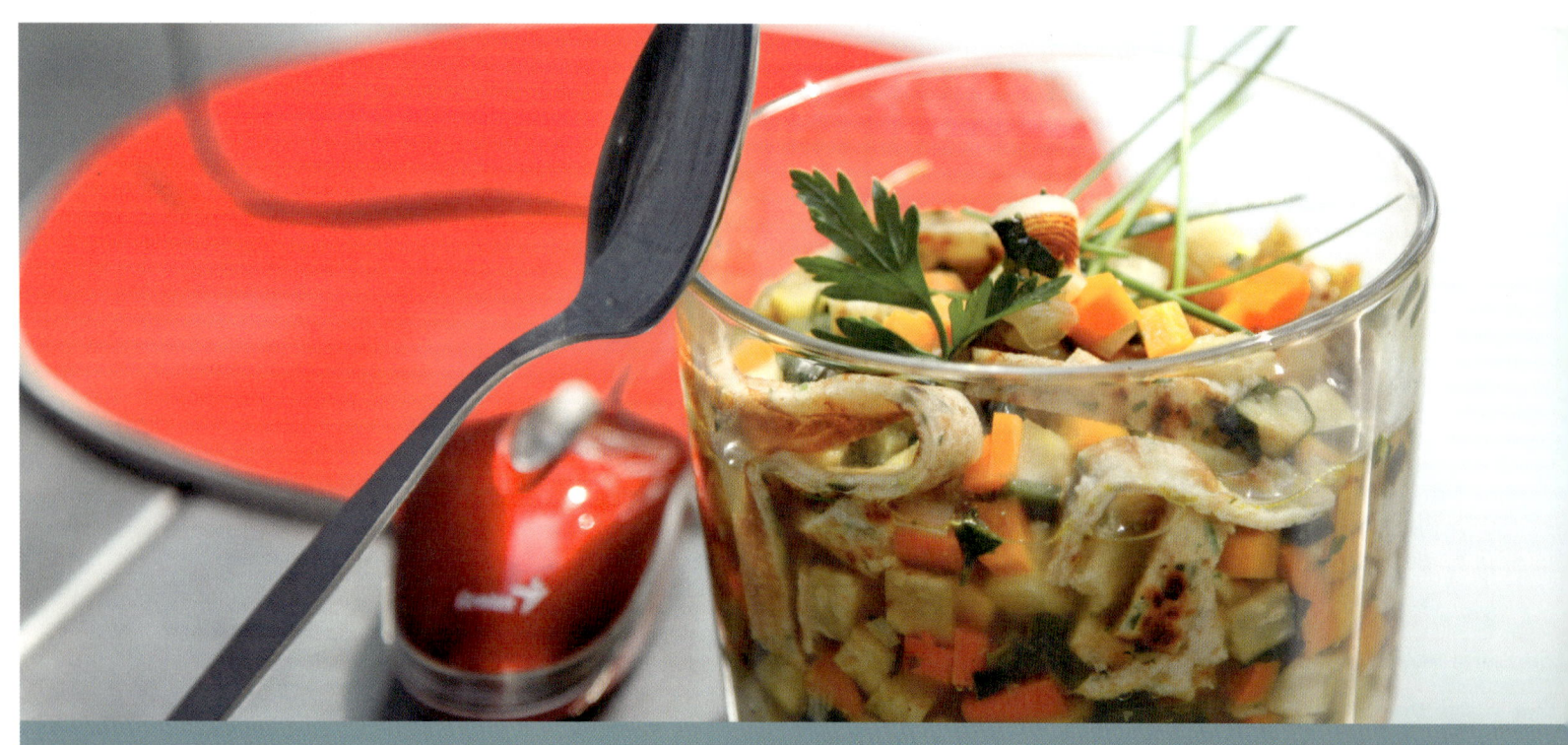

Trennkost international – auch im Beruf ideal

Alle, die etwas mehr Zeit zum Kochen und Vorbereiten haben, finden im folgenden Rezeptkapitel neben würzigen heimischen Gerichten und Salaten auch Köstlichkeiten aus fernen Ländern.

Kochen macht Spaß! In diesem Kapitel präsentiere ich Ihnen Rezepte, die bei der Zubereitung zwar etwas mehr Zeit in Anspruch nehmen, aber prima zum Mitnehmen an den Arbeitsplatz geeignet sind. Entdecken Sie die Lust am Experimentieren und verändern Sie meine Vorschläge nach eigenem Geschmack und Bedarf.

rien sparen hilft. Speisen werden mit einem Minimum an Flüssigkeit schonend gegart. So bleibt der volle Geschmack erhalten und Vitamine und Nährstoffe gehen nicht verloren.

Neu entdeckt – der Römertopf

Anfang der Siebziger-Jahre war der Römertopf hochaktuell und in fast jedem Haushalt vorhanden. Seine Vorteile sind so groß, dass man sich fragt, warum dieser geniale Tontopf heute nur noch vereinzelt benutzt wird. Im Römertopf braucht man zum Beispiel kein Fett, was Kalo-

Noch interessanter ist die Zubereitung. Zuerst wird der Tontopf 20 bis 30 Minuten gewässert. Dann werden alle Zutaten komplett in den unteren Teil des Römertopfs eingefüllt, mit dem Deckel verschlossen und in den kalten Backofen gestellt. Der Backofen wird zunächst für etwa 10 Minuten bei 120° C angeheizt, danach auf 200° C hochgedreht. In der angegebenen Zeit kocht die Mahlzeit ganz von allein fertig. Anbrennen, Überkochen oder Fettspritzer rund um den Herd – solche Kochunfälle gibt es bei einem Römertopf nicht.

Doch das sind noch nicht alle Vorteile. Denn gerade Sie, die als Berufstätige fast immer in Zeitnot sind, sparen mit solch einem Schlemmertopf eine Menge Zeit. Sie brauchen nicht ständig zu kontrollieren, ob etwas überläuft oder

anbrennt. Einfach die Zeitschaltuhr des Backofens einstellen – und Sie können sich in Ruhe anderen Dingen widmen. Wenn Sie während des Garens trotzdem gerne einmal einen Blick in den Tontopf werfen möchten und feststellen, dass Flüssigkeit fehlt, niemals kalte Flüssigkeit nachfüllen, da durch den Temperaturunterschied der Topf zerspringen könnte.

Auch das Sauberhalten des Topfes ist sehr einfach. Am besten den Tontopf nach Gebrauch in heißes Wasser legen, dann mit einer Bürste oder einem Metall-Topfreiniger aus-

reiben. Dabei keine scharfen Reinigungsmittel verwenden, da der Ton Fremdgeschmack annimmt. Ein paar Spritzer Spülmittel schaden nicht.

Entwickeln Sie bezüglich des Römertopfs eigene Kochideen und nehmen Sie meine Rezepte als Anregung. Sie können nämlich nicht nur das eine von mir gebotene Tontopf-Rezept „Paprikagulasch aus dem Römertopf" nachkochen, sondern eine Vielzahl andere, wie zum Beispiel: „Georgios-Stifado mit Auberginen", „Bohneneintopf mit Rindfleisch", „Würziger Krautfleisch-Eintopf" und andere mehr, passend umwandeln.

Ilona S., 52 Jahre, verheiratet

»Zeitnot macht erfinderisch

„Obwohl ich es im familieneigenen Betrieb in puncto Essenszubereitung etwas leichter habe als Auswärtsarbeitende, geht es auch bei uns oftmals sehr hektisch zu. Doch als verantwortungsvolle Ehefrau, mein Mann leidet seit einigen Jahren an latenter Diabetes, empfinde ich es als meine Pflicht, unsere Mahlzeiten so diabetikergerecht wie möglich zu gestalten.

Auf der Suche nach der idealen Ernährungsform stieß ich zufällig auf die Hay'sche Trennkost. Anfänglich erschien mir alles etwas skurril, aber nachdem mein Mann keine Medikamente mehr brauchte, wuchs meine Begeisterung von Tag zu Tag. Doch Planen, Einkaufen, Kochen, da stoße auch ich manchmal an meine Grenzen. Um unser tägliches Essen besser organisieren zu können, kam ich auf die Idee, mir ein eigenes kleines Rezeptheft an-

zulegen. Dort schreibe ich alle Rezepte auf, die uns schmecken und die ich ohne großen Zeitaufwand zubereiten kann. Dies erleichtert mir das Planen und Kochen ungemein. Auch in meinem Freundes- und Bekanntenkreis ist mein eigens handgeschriebenes Kochbuch zur Beliebtheit geworden. So wünschten sich einige meiner Kegelschwestern zum Geburtstag statt Blumen lieber mein handschriftlich verfasstes Rezeptbuch, welches ich liebevoll, teilweise sogar mit selbst gemachten Fotos ausstattete.

Rouladen mit Möhren-Selleriepüree

Eine klassische Köstlichkeit

▶ **Eiweiß**

Für 2 Portionen
Braucht etwas mehr Zeit
🕙 30 Minuten +
2 Stunden Garzeit
Für die Rouladen:
1 große Zwiebel
1 Gewürzgurke
2 Rinderrouladen à 180g
2 EL Senf
2 Scheiben Rinderschinken
1 EL Kokosfett
80 ml Rotwein
1 EL Gemüsesebrühe
Pfeffer
Meersalz
1 Lorbeerblatt
1 EL getrocknete Steinpilze
2 EL Sahne
3–4 Messlöffel Bindobin
Für das Püree:
2 Möhren
350 g Sellerie
1 kleine Zwiebel
3 EL Sahne
1 EL Butter
Meersalz
Pfeffer
1 Msp. Muskat

1. Die Zwiebel abziehen, zwei dicke Spalten davon abschneiden, den Rest würfeln. Die Gurke der Länge nach halbieren.

2. Die Rouladen kurz abspülen, trocken tupfen und ausbreiten. Mit dem Senf bestreichen und mit Schinken, Zwiebelspalten und Gurkenhälften belegen. Das Fleisch aufrollen, mit Holzspießchen feststecken und in Fett in einem Bräter rundherum braun anbraten.

3. Zwiebeln dazugeben, kurze Zeit mitbraten und alles mit Rotwein löschen. Die Rouladen knapp mit Wasser bedecken. Gemüsebrühe, Pfeffer, Salz, Lorbeerblatt und Pilze hineingeben und zugedeckt bei schwacher Hitze etwa 2 Stunden köcheln lassen. Dann das Lorbeerblatt entfernen, die Sahne unterrühren und die Sauce mit Bindobin binden.

4. Für das Püree Möhren, Sellerie und Zwiebel schälen und in kleine Würfel schneiden. Alles in einen Topf geben, Sahne zufügen, mit Wasser knapp bedecken und zugedeckt in etwa 20 Minuten weich kochen. Danach die Flüssigkeit abgießen und auffangen.

5. Das Gemüse mit dem Schneidstab fein pürieren, dabei so viel Kochflüssigkeit wie nötig hinzufügen. Die Butter leicht bräunen und unterrühren. Mit Salz, Pfeffer und Muskat abschmecken. Zusammen mit den Rouladen servieren.

Würziger Kraut-Fleisch-Eintopf
Genuss auf Ungarisch

▶ **Eiweiß**

Für 2 Portionen
Gut vorzubereiten ⏱ 20 Minuten + 2 Stunden Garzeit
1 Zwiebel · 350 g Rindfleisch · 1 EL Öl · 1 EL Paprikapulver (edelsüß) · Cayennepfeffer · Pfeffer · Salz ·
1 TL Kümmel · 80 ml Rotwein · 225 ml Gemüsebrühe ·
1 EL Tomatenmark · 1 rote Paprikaschote ·
400 g Sauerkraut · 2 EL Sauerrahm

1. Die Zwiebel schälen und grob hacken. Das Fleisch in
kleine Würfel schneiden.

2. Das Öl in einem Bräter erhitzen und das Fleisch darin
von allen Seiten scharf anbraten. Die Zwiebelwürfel
zugeben, würzen und unter Rühren braun braten. Mit
dem Rotwein und der Brühe ablöschen, Tomatenmark unterrühren und alles zugedeckt bei schwacher
Hitze etwa eineinhalb Stunden köcheln lassen.

3. In der Zwischenzeit die Paprikaschote halbieren und
putzen. Die Stücke unter den Grill legen, bis die Haut
Blasen wirft und das Fruchtfleisch weich ist. Die Haut
abziehen und das Furchtfleisch mit dem Mixstab
pürieren.

4. Paprika und Sauerkraut zum Fleisch geben und
weitere 15 Minuten köcheln lassen. Nochmals
abschmecken und die Sauce mit dem Sauerrahm
verfeinern.

Hähnchen-Gemüse-Eintopf mit Curry
Essen mit viel Power

▶ **Eiweiß**

Für 2 Portionen
Gelingt leicht ⏱ 40 Minuten
1 Stange Lauch · 2 Möhren · 1 Kohlrabi · 1 kleines Stück
Ingwer · 300 g Hähnchenbrust · 1 EL Öl · 2–3 TL Curry ·
200 ml Gemüsebrühe · 1 kleine Mango · 2 TL Butter ·
2 EL saure Sahne · Meersalz · Pfeffer · 2 EL gehackte
Blattpetersilie

1. Den Lauch putzen, längs halbieren, waschen und in
dünne Ringe schneiden. Möhren und Kohlrabi waschen, schälen und würfeln. Den Ingwer fein reiben.

2. Das Fleisch kurz abwaschen, mit Küchenpapier
trocknen, dann in kleine Würfel schneiden. Das Öl
erhitzen und das Fleisch darin rundum kräftig
anbraten. Mit dem Curry würzen.

3. Das Gemüse zum Fleisch geben und unter Rühren
kurze Zeit mitbraten. Die Brühe angießen, aufkochen
und alles bei schwacher Hitze etwa 20 Minuten
köcheln lassen.

4. In der Zwischenzeit die Mango schälen, das Fruchtfleisch vom Stein schneiden und in der Butter zart
anbraten. Die Sahne unter den Eintopf rühren und
mit Ingwer, Salz und Pfeffer würzen. Die Mango-
stücke zugeben und mit der gehackten Petersilie
bestreut servieren.

Gulaschsuppe
Herzhaftes für Feinschmecker

▶ **Eiweiß**

Für 2 Portionen
Braucht etwas mehr Zeit
⏱ 25 Minuten + 2 Stunden Garzeit
1 Zwiebel · 1 grüne Paprikaschote · 350 g Rindfleisch
zum Braten · 1 EL Kokosfett (ungehärtet) · 1 EL Paprikapulver (edelsüß) · 80 ml Rotwein · 200 g Tomatenwürfel
(aus der Dose) · 1 EL Tomatenmark · 1 Zweig Rosmarin ·
1 TL getrockneter Thymian · 1 TL Sambal Oelek ·
300 ml Gemüsebrühe (Instant) · Pfeffer · Meersalz ·
2 EL Sahne

1. Die Zwiebel schälen und in dünne Ringe schneiden.
   Die Paprikaschote putzen und klein würfeln.

2. Das Fleisch kurz abspülen, trocken tupfen und in
   kleine Würfel schneiden. Das Fett in einem Bräter
   erhitzen und das Fleisch darin rundherum scharf
   anbraten.

3. Zwiebelringe und Paprikawürfel zugeben und mit
   dem Paprikapulver bestäuben. Einige Minuten bei
   starker Hitze unter Rühren braten, dann alles mit
   dem Rotwein löschen.

4. Tomatenwürfel, Tomatenmark, Rosmarin, Thymian
   und Sambal Oelek zugeben, mit der Brühe auffüllen
   und alles zugedeckt bei schwacher Hitze etwa
   2 Stunden leicht kochen lassen. Mit Pfeffer und Salz
   abschmecken, den Rosmarinzweig entfernen und die
   Suppe mit der Sahne verfeinern.

Bohneneintopf mit Rindfleisch
Schmeckt wie früher bei Oma

▶ **Eiweiß**

Für 2 Portionen
Gelingt leicht ⏱ 20 Minuten + 2 Stunden Kochzeit
300 g Suppenfleisch vom Rind · Meersalz · 1 Stück
Sellerie · 500 g grüne Bohnen · 1 Zweig Bohnenkraut ·
Pfeffer · einige Zweige Petersilie

1. Das Fleisch in einen Topf geben, mit leicht gesalzenem Wasser bedecken und zugedeckt etwa 1½ Stunden leise kochen lassen.

2. In der Zwischenzeit den Sellerie waschen, schälen
   und klein würfeln. Die Bohnen waschen, putzen und
   in etwa 3 Zentimeter lange Stücke schneiden. Selleriewürfel, Bohnen und Bohnenkraut zum Suppenfleisch geben und weitere 20 Minuten garen. Anschließend das Bohnenkraut entfernen.

3. Die Suppe mit Pfeffer und Salz abschmecken. Die
   Petersilie waschen, trocken tupfen und hacken. Vor
   dem Servieren über den Eintopf geben.

▶ Gulaschsuppe

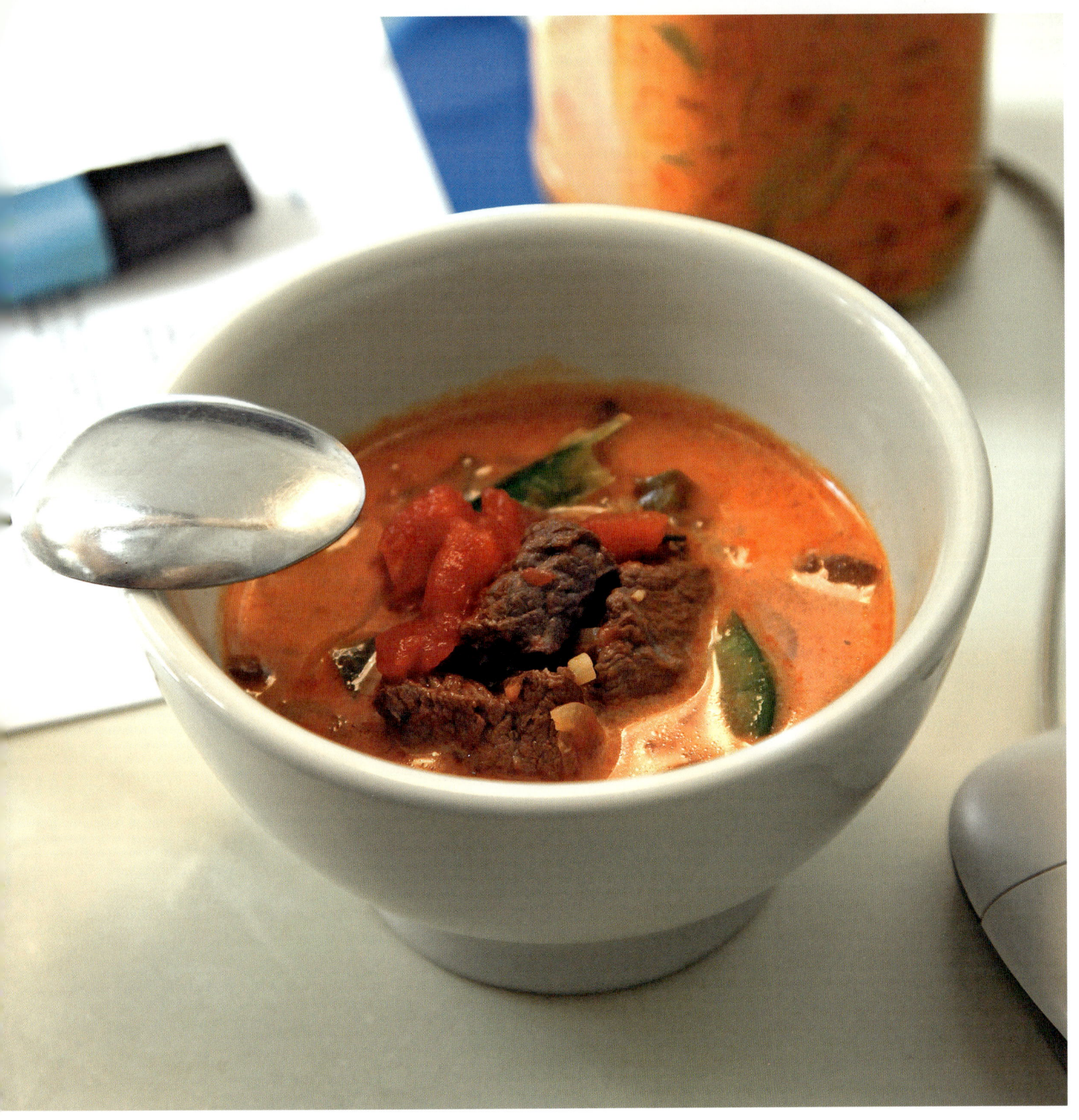

Paprikagulasch aus dem Römertopf
Unkompliziert und köstlich

▶ **Eiweiß**

Für 4 Portionen
Gut vorzubereiten ⊙ 20 Minuten + 30 Minuten Zeit
zum Wässern + 2 Stunden Garzeit
4 Tomaten · 1 große Stange Lauch · 2 rote Paprikaschoten · 4 Schalotten · 750 g Rindfleisch · 1 kleiner
Zweig Rosmarin · 150 ml Rotwein · 500 ml Gemüsebrühe · 2 EL Tomatenmark · 1–2 TL Paprikapulver ·
Pfeffer · Meersalz · 2 EL Sahne

1. Den Römertopf 30 Minuten lang wässern.

2. Die Stielansätze der Tomaten entfernen. Die Tomaten
   überbrühen, häuten und grob würfeln. Den Lauch
   putzen, waschen und in feine Ringe schneiden. Die
   Paprikaschoten halbieren, säubern und in Stücke
   schneiden. Die Schalotten schälen und vierteln. Das
   Fleisch in kleine Würfel schneiden.

3. Tomaten, Lauch, Paprikawürfel, Schalotten, Rosmarinzweig und das Fleisch in den Römertopf geben und
   miteinander mischen. Den Rotwein mit der Brühe,
   Tomatenmark, Paprikapulver, Pfeffer und Salz verrühren und über das Gemüse-Fleischgemisch gießen.

4. Den Römertopf schließen und in den kalten Ofen
   stellen. Bei 120 °C etwa 10 Minuten anheizen, dann
   das Gulasch bei 200 °C knapp 2 Stunden garen lassen.
   Zum Schluss den Rosmarinzweig entfernen, die Sahne
   unterrühren und nach Bedarf etwas nachwürzen.

Georgios-Stifado mit Auberginen
Mittelmeer- und Urlaubsstimmung

▶ **Eiweiß**

Für 2 Portionen
Gut vorzubereiten ⊙ 20 Minuten + 1–2 Tage
zum Marinieren + 2 Stunden Kochzeit
350 g Rind- und Lammfleisch · 1 Knoblauchzehe ·
200 ml Rotwein · 3 EL Olivenöl · 1 EL Essig · 1 Lorbeerblatt · 5 Pfefferkörner · 3 Nelken · etwas Zimt · etwas
Piment · 3 Tomaten · 350 g Schalotten · 1 kleine
Aubergine · 100 g Knollensellerie · 1 EL Öl · Pfeffer ·
Meersalz · 4 Zitronenachtel

1. Das Fleisch in kleine Würfel schneiden. Für die Marinade Knoblauch grob hacken. Wein mit Öl und Essig
   verrühren. Knoblauch, und die Gewürze unterrühren.
   Das Fleisch einlegen und abgedeckt im Kühlschrank
   1 bis 2 Tage marinieren.

2. Die Tomaten häuten und grob würfeln. Die Schalotten
   schälen. Die Aubergine grob würfeln. Den Sellerie
   schälen und in kleine Stücke schneiden.

3. Öl in einem Bräter erhitzen und die Schalotten darin
   rundum anbraten. Beiseitestellen. Das Fleisch aus der
   Marinade nehmen, gut abtropfen lassen und im restlichen Bratfett unter Rühren kräftig braten. Tomatenstücke, Aubergine-, Selleriewürfel zugeben.

4. Die Marinade zusammen mit den Gewürzen angießen und zugedeckt etwa 30 Minuten sanft kochen
   lassen. Die Schalotten zugeben und bei leicht geöffnetem Deckel den Eintopf weitere 1½ Stunden etwas
   einkochen lassen. Mit Pfeffer und Salz abschmecken.
   Mit Zitronenachteln garnieren.

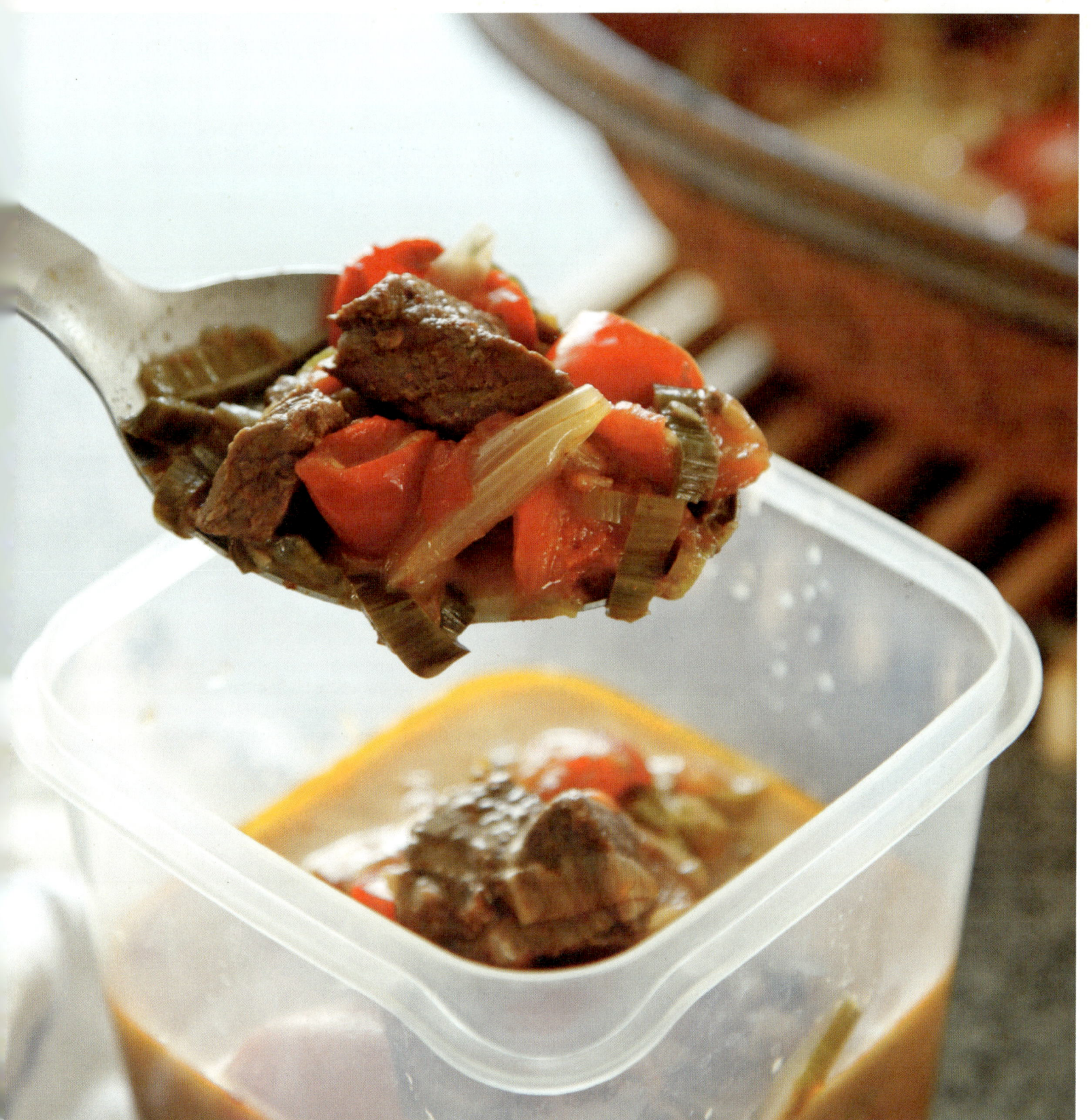

Putenkeule mit Möhren-Apfel-Gemüse

Fruchtiger Genuss

▶ **Eiweiß**

Für 2 Portionen
Gelingt leicht ⊙ 25 Minuten + 3 Stunden Garzeit
1 kleine Putenoberkeule · Meersalz · 1 TL Honig ·
450 g Möhren · 1 großer, säuerlicher Apfel · 1 EL Butter ·
etwas Nelkenpulver · 1 TL Zimt

1. Das Fleisch waschen, trocknen und mit Salz einreiben. Eine Tasse Wasser in eine Fettpfanne geben, die Putenkeule in das Wasser setzen und im Backofen bei 120 °C etwa 3 Stunden langsam garen. Zwischendurch mit dem Bratensaft begießen.

2. Den Honig mit 1 Teelöffel Salz und 1 Esslöffel Wasser verrühren. 15 Minuten vor Ende der Garzeit das Fleisch mit der Mischung bestreichen und knusprig braten.

3. Die Möhren schälen und in dünne Scheiben schneiden. In wenig Salzwasser bissfest garen, aus dem Wasser nehmen und abtropfen lassen.

4. Den Apfel schälen, vierteln, entkernen und in kleine Würfel schneiden. Die Butter in einer Pfanne schmelzen lassen. Möhren- und Apfelstücke darin unter Rühren etwa 6 bis 8 Minuten braten. Leicht salzen und mit Nelken und Zimt würzen. Zusammen mit dem Fleisch servieren.

Béchamelkartoffeln mit Schinken und Gemüse

Vital durchs ganze Jahr

▶ **Kohlenhydrate**

Für 2 Portionen
Gelingt leicht ⊙ 40 Minuten
400 g kleine Kartoffeln · 75 g roher Rinderschinken ·
½ Bund Petersilie · 150 g Erbsen (TK) · 300 g Pariser
Möhren (TK) · 1 TL Gemüsebrühe (Instant) ·
1½ EL Butter · 1½ EL feines Dinkelvollkornmehl ·
50 ml Sahne · Pfeffer · Meersalz · 1 TL Majoran

1. Die Kartoffeln mit Schale in 25 Minuten garen, pellen und in dünne Scheiben schneiden. Den Schinken in kleine Würfel schneiden. Die Petersilie waschen und fein hacken.

2. Erbsen und Möhren mit Wasser bedecken, mit der Brühe würzen und zugedeckt bei schwacher Hitze 8 bis 10 Minuten köcheln lassen. Dann das Gemüse aus der Brühe nehmen und beiseitestellen. Von der Brühe 200 Milliliter abmessen und für die Sauce bereitstellen.

3. Für die Béchamelsauce die Butter in einem Topf schmelzen, mit dem Mehl bestäuben und unter Rühren anschwitzen. Mit der Gemüsebrühe glatt rühren, aufkochen lassen und die Sahne unterziehen.

4. Das Gemüse und die Kartoffeln unter die Sauce mischen und würzen. Mit den Schinkenwürfeln und der Petersilie bestreuen.

Geflügelsalat mit rosa Joghurt-Dressing

Spezialitäten vom Geflügel

▶ **Eiweiß**

Für 2 Portionen
Braucht etwas mehr Zeit ⊙ 55 Minuten
2 Möhren · 150 g Knollensellerie · 300 g Hähnchen-brustfilet · Meersalz · 1 säuerlicher Apfel · 2 TL Zitronen-saft · 150 g Joghurt · 1 TL Currypulver · 1 Msp. Cayenne-pfeffer · 1 TL Senf · 1 EL Ketchup · Kräutersalz · 2 EL grob gehackte Walnüsse

1. Möhren und Sellerie waschen, putzen und fein würfeln.

2. Das Fleisch in einen Topf geben, mit leicht gesalze-nem Wasser bedecken und zum Kochen bringen. Zugedeckt etwa 45 Minuten köcheln lassen. 8 bis 10 Minuten vor Ende der Garzeit Möhren- und Sellerie-würfel zugeben und bissfest mitgaren.

3. Alles aus der Brühe nehmen, abkühlen lassen und das Fleisch in kleine Würfel schneiden. Den Apfel waschen, vierteln, entkernen und in kleine Würfel schneiden. Sofort mit dem Zitronensaft beträufeln.

4. Für das Dressing Joghurt mit 2 Esslöffel Fleischbrühe, Currypulver, Cayennepfeffer, Senf, Ketchup und Kräutersalz cremig verrühren. Möhren, Sellerie, Fleisch und Apfelwürfel mit dem Dressing mischen. Mit den Nüssen bestreut servieren.

Waldorfsalat

Berühmtes Rezept

▶ **Eiweiß**

Für 2 Portionen
Gelingt leicht ⊙ 35 Minuten
3 EL Rosinen · 250 g Knollensellerie · 1 großer säuer-licher Apfel · 3 EL Zitronensaft · 1 kleine Ananas · 50 g Walnüsse · 2 Zweige Petersilie · 250 g Joghurt · 5 EL Milch · 3 EL Crème fraîche · Pfeffer · Meersalz

1. Die Rosinen heiß abspülen und abtropfen lassen.

2. Den Sellerie schälen, vierteln, dann in grobe Stifte raspeln. In kochendem Wasser kurz blanchieren, danach mit kaltem Wasser abschrecken.

3. Den Apfel waschen, vierteln, entkernen und grob raspeln. Sofort mit 2 Esslöffel Zitronensaft vermischen. Die Ananas schälen, vom harten Strunk befreien und in kleine Würfel schneiden. Die Walnüsse grob zerhacken. Die Petersilie waschen, trocken schütteln und fein hacken.

4. Sellerie, Apfel und Ananasstücke in eine Schüssel geben. Rosinen und Walnüsse untermischen.

5. Für das Dressing Joghurt mit Milch, Crème fraîche und dem restlichen Zitronensaft cremig verrühren. Die Sauce abschmecken und den Salat damit anma-chen. Mit der Petersilie bestreut servieren.

Frischer Schichtsalat
Der besondere Salat

▶ **Eiweiß**

Für 4 Portionen
Gut vorzubereiten
⏱ 45 Minuten +
24 Stunden Zeit
zum Durchziehen
1 kleine Sellerieknolle
1 EL Essig
1 kleine Ananas
100 g Gouda oder
Allgäuer Bergkäse
1 großer Apfel
1–2 EL Zitronensaft
1 Stange Lauch
4 Eier
250 g Joghurt
100 g Schmand
1–2 TL Senf
Pfeffer
Meersalz
150 g Maiskörner (TK)

1. Den Sellerie schälen, waschen und in kochendem Essigwasser etwa 20 Minuten garen. Anschließend abkühlen lassen und in feine Stifte schneiden.

2. Die Ananas schälen, vom harten Strunk befreien und in kleine Würfel schneiden. Die Ananasstücke in einen kleinen Topf geben, mit Wasser knapp bedecken, einmal kurz aufkochen, dann abkühlen lassen.

3. Den Käse grob reiben. Den Apfel nach Belieben schälen, vierteln und das Kerngehäuse herausschneiden. Die Viertel in kleine Spalten schneiden und sofort mit dem Zitronensaft beträufeln.

4. Den Lauch putzen, waschen und in feine Ringe schneiden.

5. Die Eier in 8 bis 10 Minuten hart kochen, dann mit kaltem Wasser abschrecken. Die Eier schälen und in Scheiben schneiden.

6. Für das Dressing den Joghurt mit Schmand und Senf kräftig verrühren. Mit Pfeffer und Salz würzen.

7. Nun die Selleriestreifen in eine Glasschüssel geben. Die Ananasstücke gleichmäßig darüber verteilen. Als dritte Schicht die Maiskörner daraufgeben. Es folgen der Käse, dann die Apfelspalten, danach die Eierscheiben. Die Sauce gleichmäßig über die Eischeiben geben und alles mit den Lauchringen bedecken. Den Salat zugedeckt im Kühlschrank etwa 24 Stunden durchziehen lassen.

Italienischer Gemüse-Nudelsalat

Das besondere Nudelgericht

▶ **Kohlenhydrate**

Für 2 Portionen
Preisgünstig ⏱ 45 Minuten
160 g dünne Spaghetti ohne Ei · Meersalz · 1 kleine Aubergine · 3 EL Olivenöl · 1 Zucchini · 1 rote Paprikaschote · 125 g Mozzarella · 1–2 EL Obstessig · Pfeffer · 1–2 TL Oregano · 2 EL grob gehackte Petersilie

1. Die Nudeln in reichlich leicht gesalzenem, kochendem Wasser bissfest garen.

2. Die Aubergine dünn schälen und in kleine Würfel schneiden. 2 Esslöffel Öl in einer Pfanne erhitzen und die Auberginenwürfel darin bissfest braten. Mit Salz würzen.

3. Zucchini und Paprika waschen, putzen und in breite Streifen schneiden. Den Backofen auf 200 °C vorheizen. Zucchini und Paprika auf ein mit Alufolie ausgelegtes Backblech legen und im Backofen etwa 12 bis 15 Minuten grillen. Anschließend herausnehmen, auskühlen lassen, dann in kleine Stücke schneiden. Den Käse grob würfeln.

4. Aubergine, Zucchini und Paprika zusammen mit den abgetropften Nudeln in einer Schüssel mischen. Essig und restliches Öl unterrühren. Mit Pfeffer, Salz und Oregano würzen. Den Käse unterheben und den Salat mit der Petersilie bestreuen.

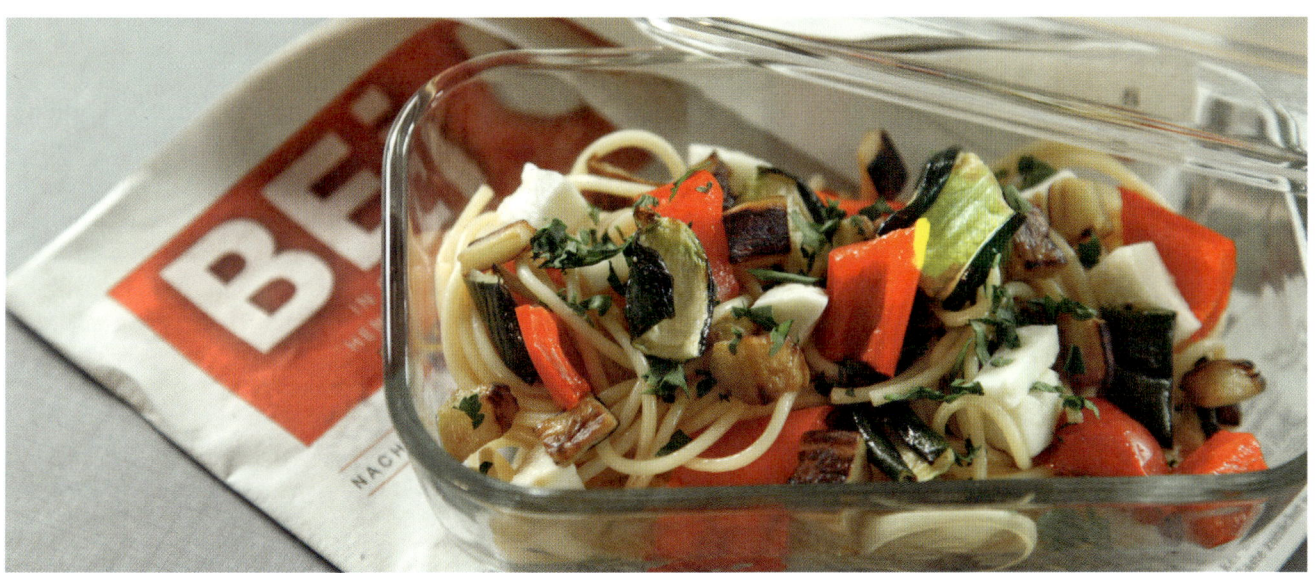

Gemüse-Lasagne
Aus Pfanne und Ofen

▶ **Kohlenhydrate**

Für 2 Portionen
Braucht etwas mehr
Zeit ⊙ 50 Minuten

2 große rote Paprika-
schoten
150 g Champignons
1 Aubergine
2 Zucchini
30 g getrocknete Tomaten in
Öl
Pfeffer
Meersalz
1 TL Oregano
Für die Béchamelsauce:
3 EL Butter
2 EL feines Dinkelvollkornmehl
225 ml Gemüsebrühe
125 g saure Sahne
100 g geriebener Greyerzer
160 g Lasagneblätter

1. Die Paprikaschoten halbieren und putzen. Die Stücke im Back-ofen etwa 12 Minuten bei 200 °C braten, bis die Haut Blasen wirft und das Fruchtfleisch weich ist. Die Haut abziehen und das Fruchtfleisch mit dem Mixstab pürieren.

2. Die Pilze putzen und in feine Scheiben schneiden. Aubergine und Zucchini waschen, putzen und grob würfeln. Die getrock-neten Tomaten aus dem Öl nehmen, abtropfen lassen in kleine Stücke schneiden.

3. Drei Esslöffel Tomatenöl in einer Pfanne erhitzen. Pilze, Auber-gine- und Zucchiniwürfel darin unter Rühren braten. Mit Pfeffer, Salz und Oregano würzen.

4. Für die Béchamelsauce 2 Esslöffel Butter in einem Topf schmel-zen, mit dem Mehl bestäuben und unter Rühren anschwitzen. Mit der Gemüsebrühe glatt rühren und kurz aufkochen lassen. Paprikamus, Sahne und Käse unterrühren und die Sauce mit Pfeffer und Salz abschmecken.

5. Den Boden einer Auflaufform mit etwas Béchamelsauce leicht bedecken. Eine Lage Lasagneblätter darauflegen und mit dem Gemüse bedecken. Darüber etwas Béchamelsauce, Lasagneblät-ter und Gemüse schichten. Im Wechsel fortfahren. Den Ab-schluss bildet Béchamelsauce. Die restliche Butter in kleinen Flöckchen auf der Lasagne verteilen. Im Backofen etwa 25 bis 30 Minuten backen.

Gemüsesuppe mit Kräuter-Flädle

Schmeckt so lecker

▶ **Kohlenhydrate**

Für 2 Portionen
Preisgünstig
⏱ 40 Minuten

100 g feines Dinkelvollkornmehl
1 TL Weinstein-Backpulver
175 g Sojamilch
1 Eigelb
Meersalz
etwas Petersilie, Kerbel,
Schnittlauch
2 EL Öl
2 Bund Suppengrün
1 EL Butter
500 ml Gemüsebrühe
Pfeffer

1. Für die Kräuterflädle das Mehl mit dem Backpulver mischen. Mit Sojamilch, Eigelb und Salz zu einem glatten Teig verrühren. Die Kräuter waschen, verlesen, fein hacken und unter den Teig heben.

2. Die Hälfte des Öls in einer beschichteten Pfanne erhitzen. Jeweils die Hälfte des Teiges in die Pfanne geben und von jeder Seite 1 bis 2 Minuten backen. Die Pfannkuchen anschließend in kleine Streifen schneiden.

3. Das Suppengrün putzen, waschen und in kleine Würfel schneiden. Die Butter in einem Topf schmelzen lassen und die Gemüsewürfel darin unter Rühren einige Minuten schmoren lassen. Mit der Brühe auffüllen und alles etwa 15 Minuten köcheln lassen.

4. Die Suppe mit Pfeffer und Salz abschmecken. Die Kräuter-Flädle in die Suppe geben und servieren.

Spanische Nudelpaella

Wie Sommer im Süden

▶ Kohlenhydrate

Für 2 Portionen
Braucht etwas mehr Zeit ⊙ 45 Minuten
1 rote Paprikaschote · 150 g Champignons · 5 Stangen grüner Spargel · 1 Zucchini · 1½ EL Öl · 300 ml Gemüsebrühe · 140 g reisförmige Nudeln (Risoni) · Pfeffer · Meersalz · 1 TL Kurkuma · 1 TL gerebelter Oregano · 12 schwarze Oliven

1. Die Paprikaschote waschen, putzen und in Streifen schneiden. Die Pilze putzen und grob würfeln. Den Spargel putzen und in 3 bis 4 Zentimeter lange Stücke brechen. Die Zucchini putzen und klein würfeln.

2. Das Öl in einer Pfanne erhitzen und die Paprikastreifen darin 3 bis 4 Minuten braten. Dann aus der Pfanne nehmen und beiseitestellen. Pilze, Spargel und Zucchiniwürfel im restlichen Bratfett unter Rühren 3 bis 4 Minuten scharf braten. Die Brühe angießen und aufkochen lassen.

3. Die Nudeln unterrühren und so lange braten, bis alles Wasser verdampft ist und sich am Pfannenboden eine leichte Kruste gebildet hat. Mit Pfeffer, Salz, Kurkuma und Oregano würzen.

4. Die gebratenen Paprikastreifen und die Oliven dekorativ auf die Paella setzen und servieren.

Arabischer Zwiebelbulgur

Mit exotischen Gewürzen

▶ Kohlenhydrate

Für 2 Portionen
Braucht etwas mehr Zeit
⊙ 15 Minuten + 40 Minuten Quellzeit
100 g Bulgur · 2 Frühlingszwiebeln · 4 Tomaten · 1 kleines Bund glatte Petersilie · 5 Minzeblättchen · 2 EL Pinienkerne · 2 EL Olivenöl · 1 EL Zitronenabrieb · Meersalz · Pfeffer · Chilipulver · 1 kräftige Prise Kreuzkümmel · 100 g Schafskäse

1. Den Bulgur mit Wasser übergießen, bis er vollkommen bedeckt ist, und etwa 40 Minuten quellen lassen.

2. Frühlingszwiebeln putzen, das Weiße in Scheibchen, das Grün in schräge Röllchen schneiden. Tomaten waschen und in kleine Würfel schneiden. Petersilie und Minze grob hacken. Die Pinienkerne ohne Fett in einer beschichteten Pfanne kurz rösten.

3. Den eingeweichten Bulgur in ein Haarsieb abgießen, mit einem Löffel kräftig rühren und pressen, damit möglichst viel Wasser abtropft. Den Bulgur mit Frühlingszwiebeln und Tomaten mischen. Olivenöl, Petersilie und Minze unterrühren und alles mit dem Zitronenabrieb und den Gewürzen scharf abschmecken.

4. Den Schafskäse darüber bröseln. Mit den Pinienkernen bestreuen und gut gekühlt servieren.

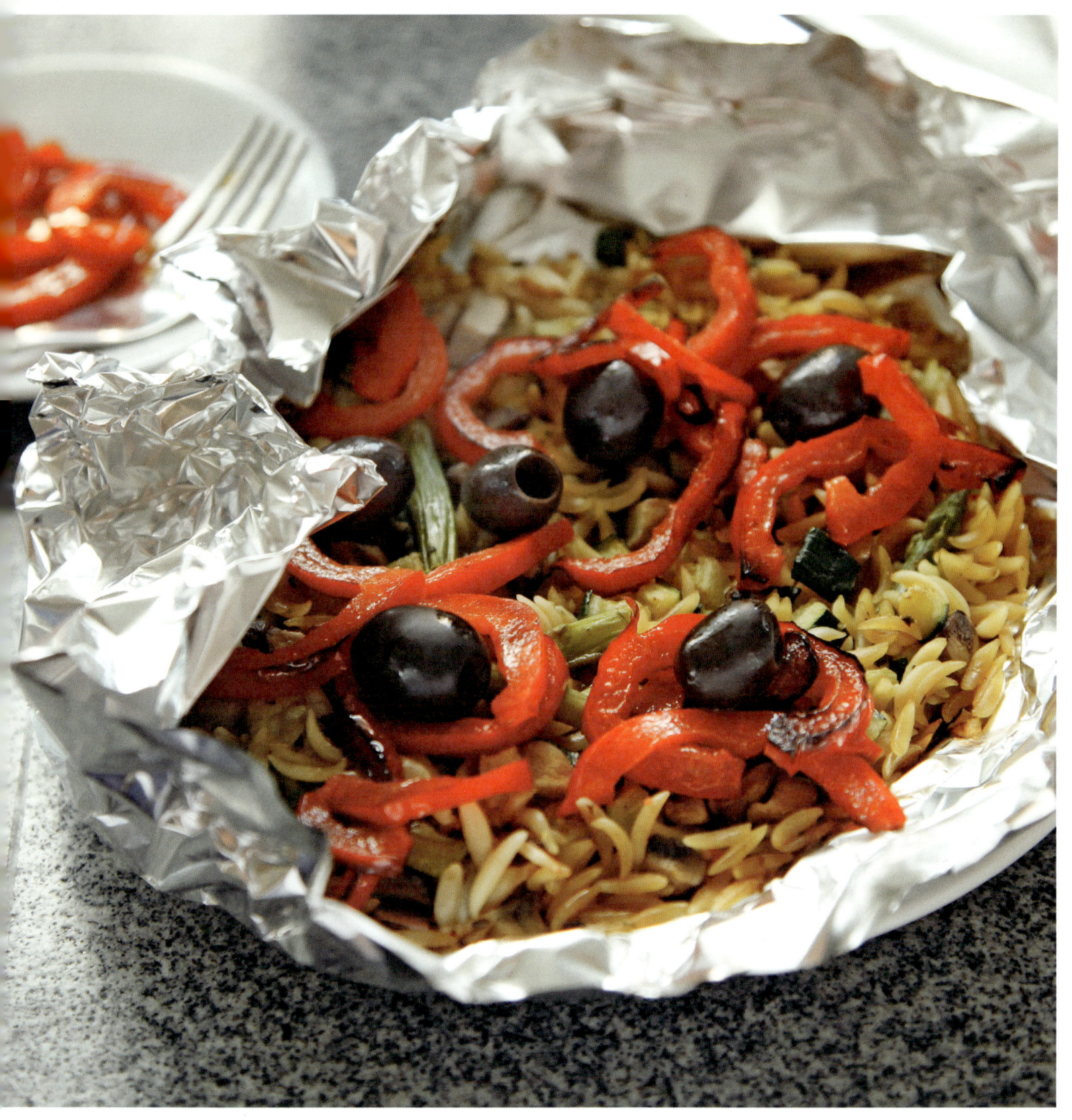

Badischer Zwiebelkuchen

Für hungrige Mäuler

▶ **Kohlenhydrate**

Für 4 Portionen
Braucht etwas mehr Zeit
🕙 40 Minuten +
25 Minuten Backzeit

1 Würfel frische Hefe
350 g feines Dinkelvollkorn-
    mehl
    Butter für die Form
½ TL Meersalz
3 EL Öl
2–3 große Gemüsezwiebeln
150 g Greyerzer Käse
2 Eigelbe
125 g saure Sahne
    Kräutersalz
    Kümmel
    Paprikapulver

1. Die Hefe in 225 Milliliter warmen Wasser auflösen und mit der Hälfte des Mehls zu einem Vorteig verrühren. Den Teig etwa 20 Minuten zugedeckt an einem warmen Ort gehen lassen. Eine Springform (28 Zentimeter Durchmesser) mit der Butter einfetten.

2. Das restliche Mehl, Salz und 1 Esslöffel Öl mit dem Vorteig mischen und alles zu einem geschmeidigen Teig verkneten. Den Teig in die gefettete Springform geben, gleichmäßig darin verteilen und den Rand hochziehen. Zugedeckt an einem warmen Ort nochmals etwa 20 Minuten gehen lassen.

3. Die Zwiebeln putzen und in feine Ringe schneiden. Den Käse fein reiben. Das restliche Öl in einer Pfanne erhitzen und die Zwiebelringe darin glasig dünsten. Den Backofen auf 200 °C Grad vorheizen.

4. Die Eigelbe verquirlen. 5 Esslöffel Wasser, saure Sahne und die Hälfte des Käses mit den Eigelben verrühren. Mit Kräutersalz, Kümmel und Paprikapulver würzen. Die gebratenen Zwiebelringe gleichmäßig auf dem Teig verteilen. Mit der Sahne-Käse-Mischung begießen und mit dem restlichen Käse betreuen. Im Backofen etwa 25 bis 30 Minuten backen.

Tipp

Zwiebelkuchen kann warm und kalt serviert werden. Verpacken Sie diesen, je nach Portionsgröße, in einem gut verschließbaren Kunststoffbehälter. So können Sie ihn prima mit an den Arbeitsplatz nehmen.

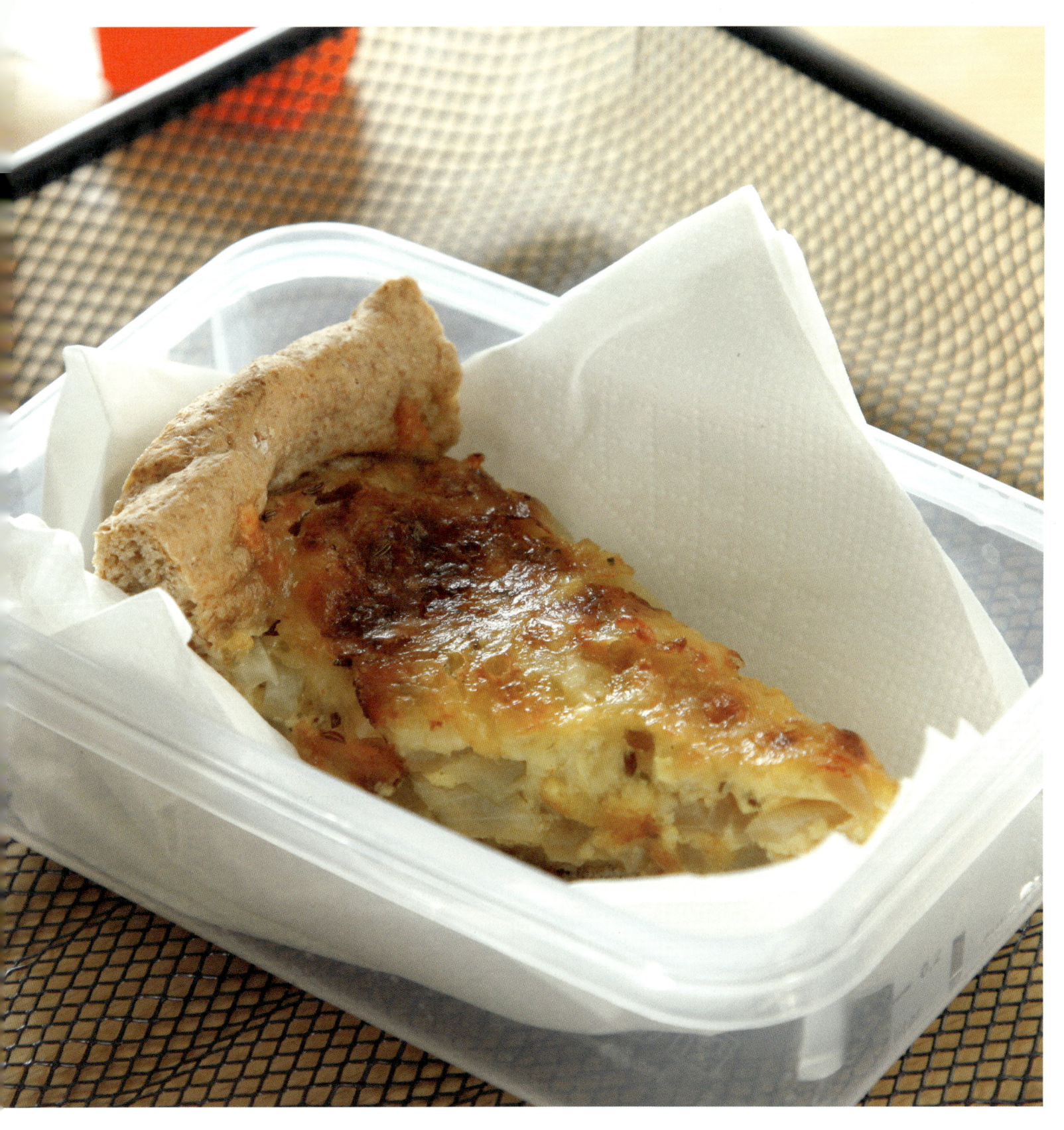

Ungarische Kartoffelsuppe

Nach einem ungarischen Originalrezept

▶ **Kohlenhydrate**

Für 2 Portionen
Gelingt leicht ⏱ 35 Minuten
300 g Kartoffeln · 2 Möhren · 100 g Sellerie ·
1 grüne Paprikaschote · 1 Zwiebel · 1 EL Butter ·
1 kleine Chilischote · 1–2 EL Paprikapulver (edelsüß) ·
450 ml Gemüsebrühe · 50 g Dinkelvollkornmehl ·
1 Eigelb · Meersalz

1. Kartoffeln, Möhren und Sellerie schälen, waschen und in kleine Würfel schneiden. Paprikaschote halbieren, putzen, waschen und klein würfeln. Die Zwiebel abziehen und fein hacken.

2. Die Butter schmelzen lassen. Zwiebel- und Kartoffelwürfel darin unter Rühren anbraten. Möhren, Sellerie, Paprikawürfel und Chilischote zugeben und alles mit dem Paprikapulver bestreuen. Mit der Brühe auffüllen und zugedeckt bei schwacher Hitze 20 Minuten leicht kochen lassen.

3. Für die Suppeneinlage das Mehl mit Eigelb, Salz und 5 Esslöffel Wasser zu einem festen Nudelteig verkneten. Den Teig flach drücken, in daumennagelgroße Stücke zupfen und zur Suppe geben. Bei geöffnetem Topf in etwa 5 Minuten gar ziehen lassen. Chilischote entfernen und die Suppe zusammen mit der sauren Sahne servieren.

Holländischer Rote-Bete-Salat

Fit mit Vitaminen

▶ **Kohlenhydrate**

Für 2 Portionen
Gelingt leicht ⏱ 40 Minuten
400 g kleine Pellkartoffeln · 2 Rote-Bete-Knollen ·
1 kleine Zwiebel · 1 mürber süßer Apfel ·
1–2 TL Kümmel · 2 Wacholderbeeren · 2 EL Obstessig ·
Kräutersalz · 1 TL Honig · 1 EL Crème fraîche ·
125 g Joghurt · 4 Matjesfilets · 2 EL gehackte Petersilie

1. Die Kartoffeln und die Rote-Bete-Knollen waschen und in reichlich Wasser jeweils 20 bis 25 Minuten garen. Anschließend abgießen, abkühlen lassen, pellen und in kleine Würfel schneiden.

2. Die Zwiebel abziehen und fein hacken. Den Apfel waschen, vierteln, entkernen und ebenfalls klein würfeln. Kartoffeln, Rote Bete, Zwiebel- und Apfelwürfel in einer Schüssel mischen.

3. Für das Dressing Kümmel und Wacholderbeeren im Mörser zerstoßen. Den Essig mit 3 Esslöffel Wasser, Salz, Honig, Crème fraîche und Joghurt kräftig verrühren. Die Gewürzmischung unterrühren und den Salat damit anmachen.

4. Die Matjesfilets von den kleinen Gräten befreien, in kleine Stücke schneiden und untermischen. Mit der Petersilie bestreut servieren.

Dinkel-Käsesalat

Der besondere Salat mit Dinkel

▶ **Kohlenhydrate**

Für 2 Portionen
Braucht etwas mehr Zeit
🕐 40 Minuten + 8 Stunden Quellzeit
80 g Dinkelkörner · 1 mürber Apfel · 10 cm Salatgurke ·
1 rote Paprikaschote · 1 kleine Selleriestange ·
120 g Allgäuer Emmentaler · 3 EL Mais (TK) ·
200 g Joghurt · 1 TL Senf · Kräutersalz · Pfeffer ·
1 TL Curry · 2 EL gehackte Petersilie

1. Dinkel in einen Topf geben, mit Wasser bedecken und etwa 8 Stunden (am besten über Nacht) quellen lassen. Die Körner mit dem Einweichwasser zum Kochen bringen und bei schwacher Hitze in 25 bis 30 Minuten garen. Den Dinkel abgießen, abtropfen und auskühlen lassen.

2. Den Apfel waschen und klein würfeln. Die Gurke schälen und das Fruchtfleisch in kleine Würfel schneiden. Die Paprikaschote waschen und klein würfeln. Die Selleriestange putzen und in hauchdünne Scheibchen schneiden. Den Käse fein würfeln. Apfel, Gurke, Paprika, Sellerie und Mais mischen. Käse und Dinkel unterrühren.

3. Für das Dressing den Joghurt mit 2 Esslöffel Wasser, Senf, Salz, Pfeffer und Curry verrühren und den Salat damit anmachen. Mit Petersilie bestreuen.

Grünkernsalat

Gesundheit auf dem Teller

▶ **Kohlenhydrate**

Für 2 Portionen
Braucht etwas mehr Zeit
🕐 40 Minuten + 8 Stunden Quellzeit
100 g Grünkernkörner · 1 rote Paprikaschote · 1 gelbe
Paprikaschote · 1 kleine Zwiebel · 2 EL Obstessig ·
1 EL Sojasauce · 1 EL Olivenöl · Pfeffer · Meersalz ·
1 TL Oregano · 125 g Schafskäse · 12 schwarze Oliven

1. Die Grünkernkörner in einen Topf geben, mit Wasser bedecken und etwa 8 Stunden (am besten über Nacht) quellen lassen. Die Körner mit dem Einweichwasser zum Kochen bringen und bei schwacher Hitze in 30 bis 35 Minuten garen. Abgießen, abtropfen und auskühlen lassen.

2. Den Backofen auf 200 °C vorheizen. Die Paprikaschoten halbieren, putzen, waschen, in breite Streifen schneiden und auf ein Backblech legen. Im Backofen 10 bis 15 Minuten braten. Dann herausnehmen und abkühlen lassen.

3. Für das Dressing die Zwiebel schälen und fein würfeln. Aus Essig, Sojasauce, 2 Esslöffel Wasser, Öl, Zwiebelwürfel, Pfeffer, Salz und Oregano eine Sauce rühren. Die Grünkernkörner unterrühren. Die Paprikastreifen zugeben, den Schafskäse darüber zerbröseln und mit den Oliven garnieren.

73

Gemüsereis mit Austernpilzen

Mit Liebe gekocht

▶ Kohlenhydrate

Für 2 Portionen
Gut vorzubereiten ⊙ 25 Minuten + 45 Minuten Kochzeit
120 g Naturreis · Meersalz · 2 Möhren · 100 g Zucker-
schoten · 1 Stange Lauch · 200 g Austernpilze ·
1 EL Butter · 75 ml Gemüsebrühe · 1 TL Curry · einige
Spritzer Sojasauce · 2 EL gehackte Petersilie

1. Den Reis mehrmals waschen, bis das Wasser klar ist.
In einen Topf geben, mit leicht gesalzenem Wasser
bedecken und bei schwacher Hitze 30 Minuten
köcheln lassen. Den Herd ausschalten und den Reis
10 Minuten quellen lassen.

2. Möhren waschen, putzen und fein würfeln. Zucker-
schoten waschen, putzen und in kleine Streifen
schneiden. Den Lauch putzen, waschen und in Ringe
schneiden. Die Pilze putzen und grob zerkleinern.

3. Die Butter in einer Pfanne schmelzen lassen. Das
Gemüse unter Rühren darin anbraten. Die Brühe
angießen und in 10 bis 12 Minuten bissfest garen.

4. Den Reis unterrühren, mit Curry und Salz würzen.
Mit der Sojasauce abschmecken und mit der gehackten Petersilie bestreuen.

Kokos-Nuss-Reis-Salat mit scharfer Currysauce

Ein Hauch von Exotik

▶ Kohlenhydrate

Für 2 Portionen
Braucht etwas mehr Zeit
⊙ 25 Minuten + 45 Minuten Kochzeit
120 g Wildreismischung · Meersalz · 12 Haselnüsse ·
50 g frisches Kokosnussfleisch · 1 rote Paprikaschote ·
1 mürber Apfel · 150 g Joghurt · 100 g saure Sahne ·
1 EL Obstessig · einige Tropfen Stevia flüssig oder
1–2 TL Obstdicksaft · Pfeffer · 2–3 TL Curry (scharf) ·
einige Kerbelblättchen

1. Den Reis in einem Sieb gut waschen. In einem Topf
mit etwa 300 Milliliter leicht gesalzenem Wasser
bedecken und bei geringer Hitze in 40 bis 45 Minuten
weich kochen. Anschließend abtropfen und leicht
auskühlen lassen.

2. Die Haselnüsse ohne Fett in einer beschichteten
Pfanne kurz rösten. Das Kokosnussfleisch grob
raspeln. Die Paprikaschote waschen und klein
würfeln. Den Apfel waschen und in kleine Würfel
schneiden. Haselnüsse, Kokosraspel, Paprika- und
Apfelwürfel mit dem abgetropften Reis vermischen.

3. Für das Dressing den Joghurt mit saurer Sahne
cremig verrühren. Mit Essig, Stevia bzw. Obstdicksaft
und Gewürzen pikant abschmecken. Die Sauce mit
dem Gemüsereis mischen. Mit Kerbelblättchen
garnieren.

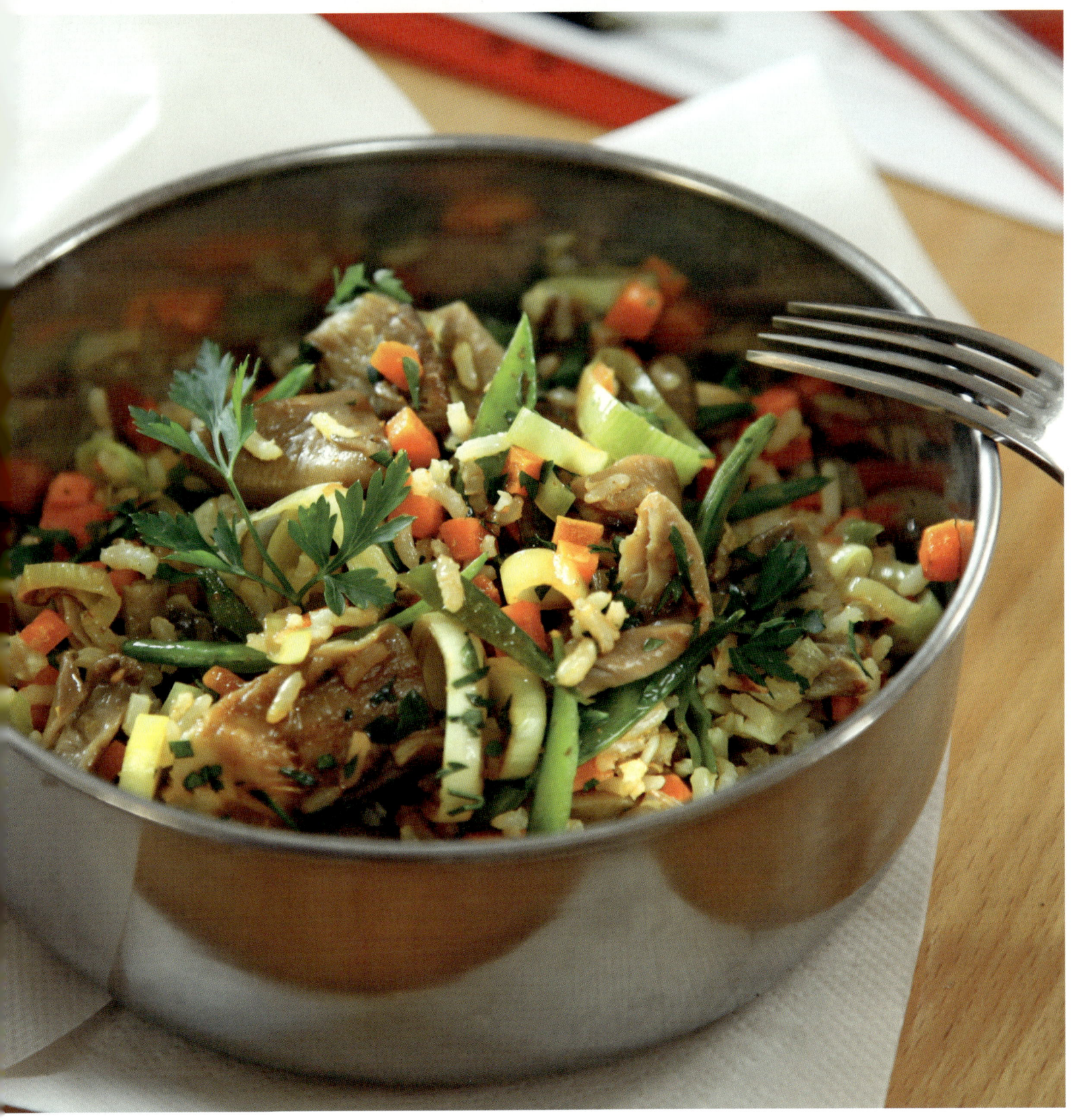

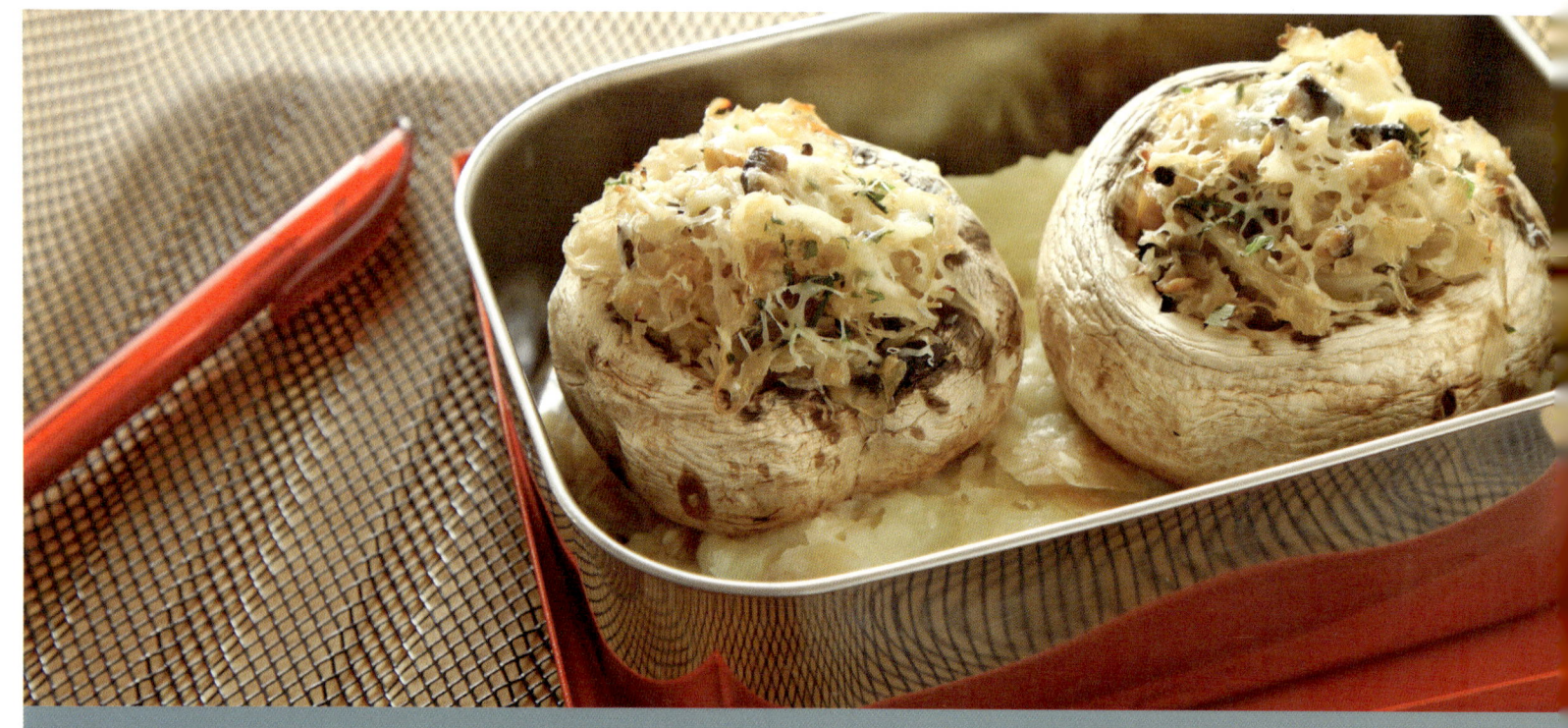

Aus eins mach zwei: einmal kochen – zwei Gerichte

Kochen auf Vorrat oder frei nach dem Motto: „Aus eins mach zwei" sparen Sie beim Zubereiten Ihrer Speisen eine Menge Zeit. Auf diese Weise lassen sich auch Reste bestens verarbeiten.

Chargenkochen ist ein guter Tipp, zeitsparend zu kochen. Hier stelle ich Ihnen Mahlzeiten vor, bei denen Sie die doppelte Menge kochen und zu zwei verschiedenen Gerichten verarbeiten. Bestens geeignet ist Vollkornreis. Diesen sollten Sie etwa acht Stunden zum Quellen einweichen, um so die Kochzeit zu verkürzen. Für eilige Köche, die nicht auf Vollkornreis verzichten möchten, gibt es Parboiled Vollkornreis. Dieser wird mit Heißdampf vorgegart, wobei die wertvollen In-

haltsstoffe durch die Vorbehandlung in die inneren Schichten getrieben werden. Das ist eine gute Alternative zum üblichen Vollkornreis, da er bereits in etwa 10 Minuten gar ist. Reis ist so beliebt, weil man ihn in

vielen verschiedenen Geschmacksvarianten zubereiten kann: kalt, warm, süß oder pikant. Hirse, Couscous, Bulgur oder Dinkel eignen sich ebenfalls und besonders gut für die Resteküche.

Stressfreies Kochen

Schnelle Eiweiß-Gerichte lassen sich aus Hühnerfleisch, Hackfleisch, Eiern, Käse oder Fisch zubereiten.

So wird aus dem restlichen Brustfleisch vom „Brathuhn mit feurigem Pilz-Lauchgemüse" für den nächsten Tag zum Mitnehmen ein „Geflügelcocktail".

Auch Gemüse können Sie portionsweise auf Vorrat kochen und verwenden, beispielsweise einen Teil der Erbsen für den „Russischer Eier-Wurst-Salat" und die restlichen Erbsen für einen „Erbsen-Eintopf mit Hackklößchen".

Aus dem Internet:

Zwei junge Frauen unterhalten sich in einem Forum über Schwierigkeiten bezüglich „Trennkostgerechtes Essen am Arbeitsplatz":

Macki: Keine Zeit, um dir etwas zum Essen zu machen? – Das kann ich nicht gelten lassen! Auch ich bin voll berufstätig und nehme mir trotzdem jeden Tag etwas zum Essen mit. Wenn dir dafür die Zeit fehlt, dann hole dir doch im Supermarkt einen Salat.

Chali: Die Salate von den Supermärkten mag ich überhaupt nicht. Meistens ist da nur grüner Salat drin und kaum Gemüse, hat kaum Nährwert und wie lange der da schon steht, weiß man auch nicht.

Macki: Ich nehme mir abends die Zeit, um mir mein Essen für den nächsten Tag vorzubereiten.

Chali: Ja, aber du hast früher Feierabend.

Macki: Es ist eine reine Gewöhnungssache. Am schnellsten geht folgender Salat: Eisberg, Gurken, Paprika, Möhren, Kohlrabi oder Tomaten, was ich gerade so zur Hand habe, klein schneiden und in eine Box füllen. Wechsle täglich zwischen Feta, Thunfisch, gekochten Eiern, Schinken, Mozzarella, Putenstreifen ab. Der Phantasie sind keine Grenzen gesetzt, auch mal gekochte Nudeln oder Reis, wenn ich Reste habe. Die Soße in ein kleines Schraubglas und mittags einfach darübergegeben (Essig, Öl, Senf, Salz, Pfeffer, Paprika, Kräuter, Joghurt schütteln und abschmecken).

Chali: Muss ich mal probieren. Hört sich aber gut an.

Macki: Magst du Müsli? Dann nimm dir Sojamilch mit zur Arbeit (Habt ihr einen Kühlschrank?), Müsli auf Vorrat und eine Schüssel mit Löffel. Macht satt, ist gesund und du musst nicht jeden Tag nachfüllen.

Chali: Auf diese Idee kam ich noch gar nicht. Werde ich machen.

Macki: Manchmal nehme ich mir auch eine Suppe mit, dazu ein Brötchen. Auch belegte Brote kann man super abends vorbereiten und kosten auch nicht die Welt an Zeit. Vollkornbrot belegt mit Käse, Schinken oder Salami und dazu klein geschnippeltes Gemüse (Paprika, Gurke, Möhre, Sellerie) und vielleicht noch ein Joghurt und Obst für zwischendurch?! Meine Kollegen schauen schon ab und zu neidisch auf mein Mitgebrachtes und nennen es Schlemmerbox. Dabei könnten sie das ja auch ohne großen Aufwand zu Hause vorbereiten!

Chali: Belegte Brote nehme ich schon mal mit. Aber Gemüse? Wenn die Bequemlichkeit nicht wäre …

Macki: Ich hab mich am Anfang auch schwergetan, weil ich abends keine Lust hatte, mich noch hinzustellen. Mittlerweile ist das zur Gewohnheit geworden. Essen braucht man zum Überleben, also sollte man sich auch die Zeit nehmen, etwas Vernünftiges zu essen.

Chali: Ich werde es versuchen …

Hähnchenkeulen mit feurigem Pilz-Lauchgemüse
Zart und saftig

▶ **Eiweiß**

Für 2 Portionen
Braucht etwas mehr Zeit
⏱ 25 Minuten + 2 Stunden Backzeit
1 großes, küchenfertiges Brathuhn (**für 2 Mahlzeiten**) ·
2 EL Sonnenblumenöl · je 1 TL Rosmarin, Thymian,
Meersalz und Rosenpaprika · 200 g Champignons ·
2 Stangen Lauch · 1 EL Butter · 2 EL Sahne · 1–2 Tropfen
Tabasco · 1 TL abgeriebene Zitronenschale (naturrein)

1. Den Backofen auf 160 °C vorheizen. Das Huhn kalt
abbrausen und mit Küchenkrepp trocken tupfen. Aus
Öl, Rosmarin, Thymian, Salz und Rosenpaprika eine
Marinade rühren und das Huhn damit bepinseln. In
einen Bratbeutel geben und die Enden abbinden. Ein-
bis zweimal in die Folie einstechen, den Bratbeutel
auf den Rost legen und im Ofen knapp 2 Stunden
braten.

2. Die Pilze putzen und in Streifen schneiden. Den
Lauch putzen, längs halbieren, gründlich waschen
und in dünne Ringe schneiden.

3. Die Butter erhitzen. Champignons und Lauch darin
bei mittlerer Hitze unter Rühren 5 bis 8 Minuten
braten. Die Sahne unterrühren, mit Tabasco, Zitronenschale und Salz würzen. Die Hähnchenkeulen
vom Brathuhn abschneiden und zusammen mit dem
Gemüse servieren.

Geflügelcocktail
Leicht und lecker

▶ **Eiweiß**

Für 2 Portionen
Geht schnell ⏱ 20 Minuten
1 Mango · 1 kleine Selleriestange · 10 cm Salatgurke ·
2 Hühnerbrüste (**z. B. Reste vom Brathuhn**) ·
60 g Sahne · 150 g Joghurt · 1 TL Tomatenmark ·
1 EL Zitronensaft · einige Tropfen Stevia Fluid flüssig
oder 1 TL Obstdicksaft · Pfeffer · Meersalz · 2 Stauden
Chicorée

1. Die Mango schälen und das Fruchtfleisch fein würfeln. Die Selleriestange putzen und in hauchdünne
Scheiben schneiden. Die Gurke schälen, halbieren,
die Kerne mit einem Löffel herausschaben und das
Fruchtfleisch in kleine Würfel schneiden.

2. Das Fleisch ebenfalls in kleine Würfel schneiden.
Mango, Sellerie, Gurke und Hühnerfleisch in einer
Schüssel mischen.

3. Für das Dressing die Sahne leicht anschlagen, mit
Joghurt und Tomatenmark verrühren. Die Sauce mit
Zitronensaft, Stevia bzw. Obstdicksaft, Pfeffer und
Salz würzen und mit dem Salat mischen.

4. Den Chicorée putzen, waschen und die einzelnen
Blätter abzupfen. Zusammen mit dem Geflügelcocktail servieren.

Russischer Eier-Wurst-Salat

Für Genießer

▶ **Eiweiß**

Für 2 Portionen
Geht schnell ⊙ 20 Minuten
250 g Erbsen (**TK, für 2 Mahlzeiten**) · Meersalz · 3 große
Eier · 150 g Geflügelfleischwurst · 1 Gewürzgurke ·
1 kleines Bund Petersilie · 250 g Joghurt (10 % Fett) ·
Kräutersalz · 1–2 TL Senf · 4 EL Mais (TK)

1. Die Erbsen in wenig leicht gesalzenem Wasser in
   10 bis 12 Minuten bissfest garen. Anschließend die
   Hälfte davon aus dem Wasser heben und abtropfen
   lassen. (Die restlichen Erbsen zusammen mit der
   Brühe für den Erbseneintopf beiseitestellen.)

2. Die Eier hart kochen, pellen und mit einem Eier-
   schneider in Scheiben teilen. Geflügelwurst und
   Gewürzgurke in kleine Würfel schneiden. Die Petersilie säubern und fein hacken.

3. Für das Dressing den Joghurt, Salz und Senf glatt
   rühren. Erbsen, Mais, Eier, Wurst und Gurke mit dem
   Dressing mischen. Mit der Petersilie bestreuen.

Tipp

Zum Mitnehmen geben Sie den Eier-Wurstsalat in
eine gut verschließbare Plastikbox. Essen Sie dazu
1 Paprika oder ein Stück Salatgurke.

Erbsen-Eintopf mit Hackklößchen

Bringt Abwechslung auf den Tisch

▶ **Eiweiß**

Für 2 Portionen
Gelingt leicht ⊙ 20 Minuten
2 Stangen Lauch · 1 EL Butter · 350 ml Gemüsebrühe ·
Meersalz · Pfeffer · etwas frisch geriebener Muskat ·
125 g Erbsen (**TK, z. B. vom vorigen Rezept**) ·
3 EL Sahne · 1 kleine Zwiebel · Thymian · 200 g Rinder-
hackfleisch · 2 EL gehackte Petersilie

1. Den Lauch putzen, waschen und in Scheiben schneiden. Das Lauchgemüse mit der Butter unter Rühren
   in einem Topf andünsten. Die Brühe hinzugießen und
   zugedeckt 10 Minuten leise kochen lassen. Das Gemüse mit Salz, Pfeffer und Muskat würzen und mit
   dem Mixstab fein pürieren.

2. Die Erbsen zusammen mit dem Kochwasser hinzufügen und die Sahne unterrühren.

3. Für die Klößchen die Zwiebel schälen und fein
   hacken. Zwiebelwürfel, Thymian, Pfeffer und Salz mit
   dem Hackfleisch mischen, dann aus dem Fleischteig
   kleine Kugeln formen. Die Klößchen in die Suppe
   geben und 5 Minuten bei geringer Hitze gar ziehen
   lassen. Mit der Petersilie bestreut servieren.

Feuriger Rindfleischsalat mit Paprika

Schön scharf

▶ **Eiweiß**

Für 2 Portionen
Gelingt leicht ⏱ 20 Minuten
300 g gekochtes Rindfleisch (**z. B. vom nebenstehenden Rezept**) · 3 rote Paprikaschoten · 1 mittelscharfe Peperoni · 2 Gewürzgurken · ½ Bund Petersilie · 150 g Joghurt · 1 TL Essig · 1 TL Senf · 1 EL Mayonnaise · 1 TL Sambal Oelek · Pfeffer · Meersalz

1. Das gekochte Rindfleisch in Streifen schneiden. Eine rote Paprikaschote waschen, halbieren, putzen und klein würfeln. Die Peperoni putzen und in dünne Streifen scheiden. Die Gurken in kleine Würfel schneiden. Petersilie waschen, trocken schütteln und fein hacken.

2. Joghurt, Essig, Senf und Mayonnaise verrühren und mit Sambal Oelek, Pfeffer und Salz kräftig würzen. Die Sauce mit dem Fleisch und dem Gemüse mischen und mit der Petersilie bestreuen.

3. Die restlichen beiden Paprikaschoten halbieren, putzen, waschen und grob in Streifen schneiden. Zusammen mit dem Rindfleischsalat servieren.

TIPP

Dieses Rezept können Sie beliebig verändern. Hart gekochte, in Würfel geschnittene Eier und kleine Tomatenstücke oder Erbsen passen gut dazu. Statt Rindfleisch können Sie auch Hühnerfleisch, Thunfisch oder Geflügelfleischwurst verwenden.

Gemüsesuppe mit Rindfleisch

Schmeckt köstlich

▶ **Eiweiß**

Für 2 Portionen
Braucht etwas mehr Zeit
⏱ 20 Minuten + 2 Stunden Kochzeit
Meersalz · 600 g Rindfleisch zum Kochen (**für 2 Mahlzeiten**) · 2 Möhren · 1 Stück Sellerie · 1 Kohlrabi · 1 Stange Lauch · 4 Blumenkohlröschen · 1 TL Butter · Liebstöckel · Kümmel · Pfeffer · 1 kleines Bund Petersilie

1. Salzwasser zum Kochen bringen, das Fleisch darin 1½ bis 2 Stunden köcheln lassen. Herausnehmen, eine Hälfte für den Rindfleischsalat beiseitelegen, die andere Hälfte in kleine Würfel schneiden. Die Brühe zur Seite stellen.

2. Möhren, Sellerie, Kohlrabi und Lauch waschen, schälen und in kleine Stücke schneiden. Die Blumenkohlröschen etwas zerkleinern.

3. Die Butter in einem Topf schmelzen lassen, Gemüse und Liebstöckel zugeben und unter Rühren anbraten. Die Fleischbrühe angießen, aufkochen lassen und die Suppe bei schwacher Hitze 18 Minuten köcheln lassen. Mit Kümmel, Pfeffer und Salz würzen.

4. Die Fleischwürfel zur Suppe geben. Die Petersilie waschen, trocken schütteln und hacken. Vor dem Servieren über den Eintopf geben.

▶ Feuriger Rindfleischsalat mit Paprika

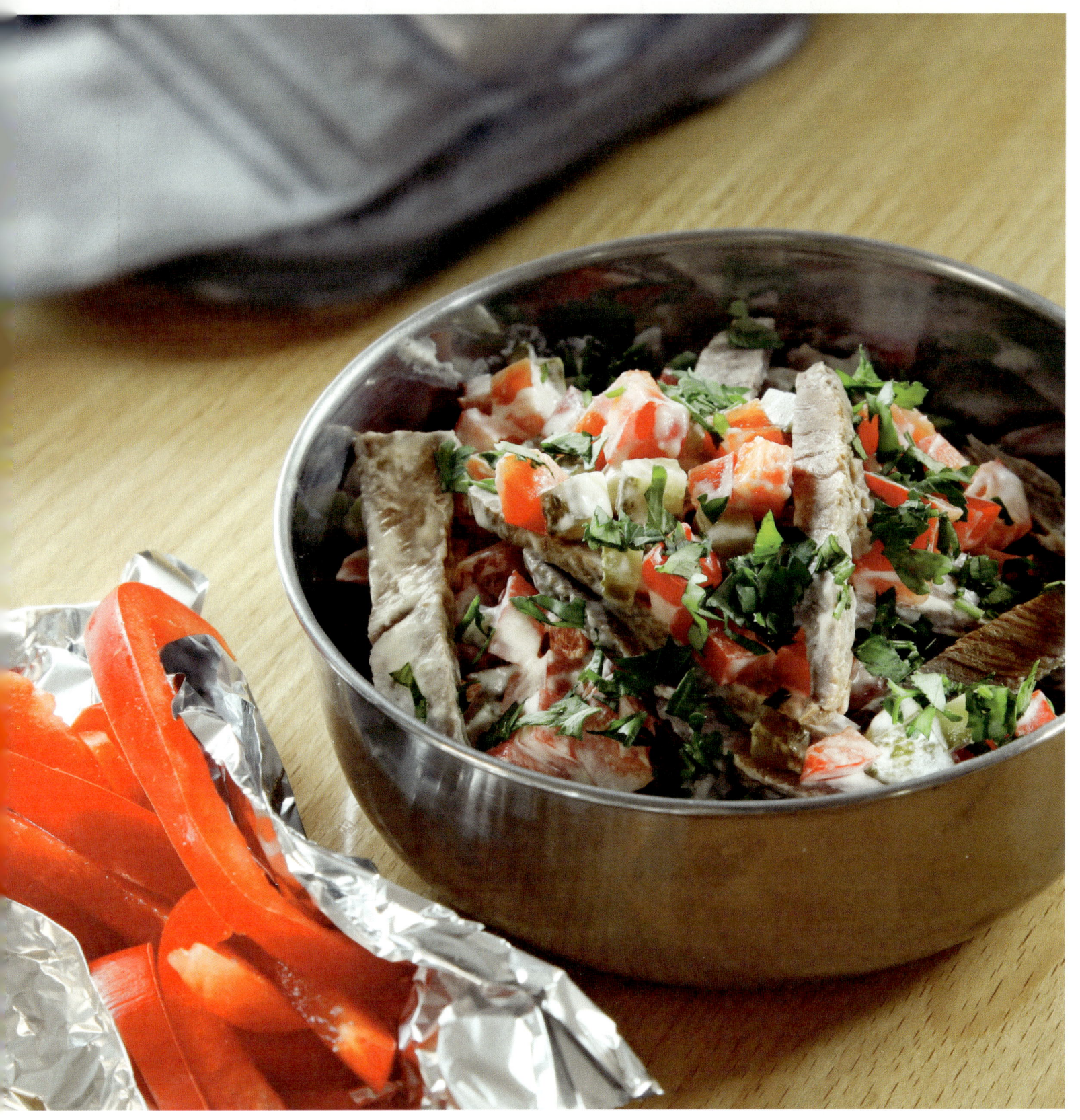

Hausgebeizter Lachs mit Meerrettich-Sahne

Immer wieder lecker

▶ **Neutral**

Für 8 Portionen
Gut vorzubereiten
⊙ 15 Minuten + 48 Stunden zum Beizen
1 kleines Bund Dill · 1,2 kg frisches Lachsfilet ·
6 EL Meersalz (gehäuft) · 3 EL Honig · 2 EL hochwertiges
Öl · 250 g Sahne · 8 TL Meerrettich (aus dem Glas)

1. Dill waschen und grob hacken.

2. Den Fisch entgräten, abspülen und mit Küchenpapier
trocknen. Eine längliche Auflaufform mit Alufolie
auslegen und mit zwei Esslöffel Salz bestreuen. Das
Lachsfilet mit der Hautseite nach unten auf das Salz
legen.

3. Das restliche Salz mit dem Honig zu einer Paste
verrühren. Die Oberseite des Lachses damit dick
einpinseln. Mit dem gehackten Dill bestreuen.

4. Den Fisch in Alufolie wickeln und im Kühlschrank
24 Stunden beizen. Anschließend den Lachs mit dem
Öl beträufeln und eingepackt weitere 12 bis 24 Stunden gekühlt reifen lassen. Den Lachs aus der Folie
nehmen, mit Küchenpapier trocken tupfen. Mit
einem Lachsmesser dünne Scheiben abschneiden.

5. Die Sahne steif schlagen und mit dem Meerrettich
verrühren. Zusammen mit dem Lachs servieren.

Lachsröllchen

Schlank und fit

▶ **Neutral**

Für 2 Portionen
Geht schnell ⊙ 15 Minuten
1 kleine Salatgurke · 1 Zweig Dill · 4 TL Meerrettich ·
4 EL Crème fraîche · 8 Scheiben gebeizter Lachs

1. Die Gurke schälen, der Länge nach in 8 Streifen
schneiden. Dill waschen, trocken schütteln und fein
hacken.

2. Meerrettich mit Crème fraîche und Dill verrühren
und dünn auf die Lachsscheiben streichen. Jeweils
ein Gurkenstück darauflegen und aufrollen. Gekühlt
servieren.

Tipp

Immer beliebt: der hausgebeizte Lachs. Man kann
ihn super vorbereiten und kurz bevor die Gäste
kommen, einfach dünn aufschneiden und mit Dill
garnieren.

Lachstatar
Noch mehr Lachs

▶ **Neutral**

Für 2 Portionen
Gelingt leicht ⏱ 15 Minuten
2 Zweige Dill · 1 kleine Zwiebel · 150 g gebeizter Lachs ·
1 frisches Eigelb · 2 EL Crème fraîche

1. Den Dill waschen und trocken schütteln. Die Zwiebel schälen und fein hacken. Den Lachs in sehr feine Würfel schneiden.

2. Eigelb mit Crème fraîche cremig verrühren. Zwiebel- und Lachswürfel unterheben. Mit Dill garnieren.

Tipp
Lachs ist gesund. Die darin enthaltenen wertvollen Omega-3-Fettsäuren gelten als Cholesterin senkend und besitzen nachweislich eine Schutzwirkung auf Herz und Gefäße.

Lachscreme
Zum Verwöhnen

▶ **Neutral**

Für 2 Portionen
Geht schnell ⏱ 15 Minuten
100 g gebeizter Lachs · 100 g Frischkäse ·
100 g Joghurt · 1–2 TL Meerrettich (aus dem Glas) ·
3 EL gehackter Dill · einige Dillfähnchen

1. Den Lachs in grobe Würfel schneiden.

2. Frischkäse mit Joghurt, Meerrettich und gehacktem Dill verrühren. Den Lachs untermischen und mit Dillfähnchen garnieren.

Tipp
Nach Belieben können Sie zu allen Lachsvarianten Brot, Kartoffeln oder Couscous essen. Dann wird daraus allerdings eine Kohlenhydratmahlzeit.

Pangasiusfilet mit Currysauce und Brokkoli

Frisch aus der Pfanne

▶ **Eiweiß**

Für 2 Portionen
Geht schnell ⊙ 20 Minuten
800 g Brokkoli (200 g für den Fischsalat) · Meersalz ·
3 Pangasius-Filets à 200 g (1 Filet für den Fischsalat) ·
2 EL Sonnenblumenöl · 60 ml Sahne · 125 ml Orangensaft (frisch gepresst) · Meersalz · 1 TL Curry

1. Den Brokkoli waschen, putzen und in kleine Röschen teilen. Die Stiele schälen und in kleine Stücke schneiden. Beides in kochendem Salzwasser 8 bis 10 Minuten bissfest garen.

2. Den Fisch waschen und mit Küchenpapier abtrocknen. Das Öl in einer beschichteten Pfanne erhitzen, den Fisch zugeben und die Filets darin von jeder Seite 3 bis 4 Minuten braten.

3. Dann ein Fischfilet aus der Pfanne nehmen und für den Fischsalat beiseitestellen.

4. Sahne und Orangensaft zum restlichen Fisch geben, kurz aufkochen lassen und die Sauce mit Salz und Curry würzen.

5. Brokkoli aus dem Wasser nehmen, abtropfen lassen und ein Viertel davon für den Fischsalat beiseitestellen. Das restliche Gemüse zusammen mit den Fischfilets und der Currysauce servieren.

Bunter Fischsalat

So gut schmecken Reste

▶ **Eiweiß**

Für 2 Portionen
Gut vorzubereiten ⊙ 20 Minuten
100 g Kirschtomaten · 1 rote Paprikaschote · 2 EL Mais-
körner (TK) · 200 g Brokkoli, gegart (**z. B. vom vorigen
Rezept**) · 1 Pangasiusfilet, gebraten (**z. B. vom vorigen
Rezept**) · 3 Zweige Petersilie · 1 kleines Stück Ingwer ·
150 g Joghurt · 2 EL saure Sahne · 1 EL Ketchup ·
Pfeffer · Meersalz · 1 EL Sojasauce · 150 g gekochte
Shrimps

1. Die Tomaten waschen. Die Paprikaschote halbieren, putzen, waschen und klein würfeln. Die Paprikawürfel mit den Maiskörnern und dem gegarten Brokkoli in einer Schüssel mischen. Den Fisch in mundgerechte Stücke teilen.

2. Für das Dressing die Petersilie fein hacken. Den Ingwer schälen und in sehr feine Würfel schneiden.

3. Aus Joghurt, saurer Sahne und Ketchup eine Sauce rühren. Mit Pfeffer, Salz, Ingwer und Sojasauce würzen. Die Sauce über den Salat gießen und alles miteinander mischen.

4. Fischstücke und Shrimps vorsichtig unterheben. Die Tomaten darauf garnieren, mit der gehackten Petersilie bestreuen und gut gekühlt servieren.

▶ Pangasiusfilet mit Currysauce und Brokkoli

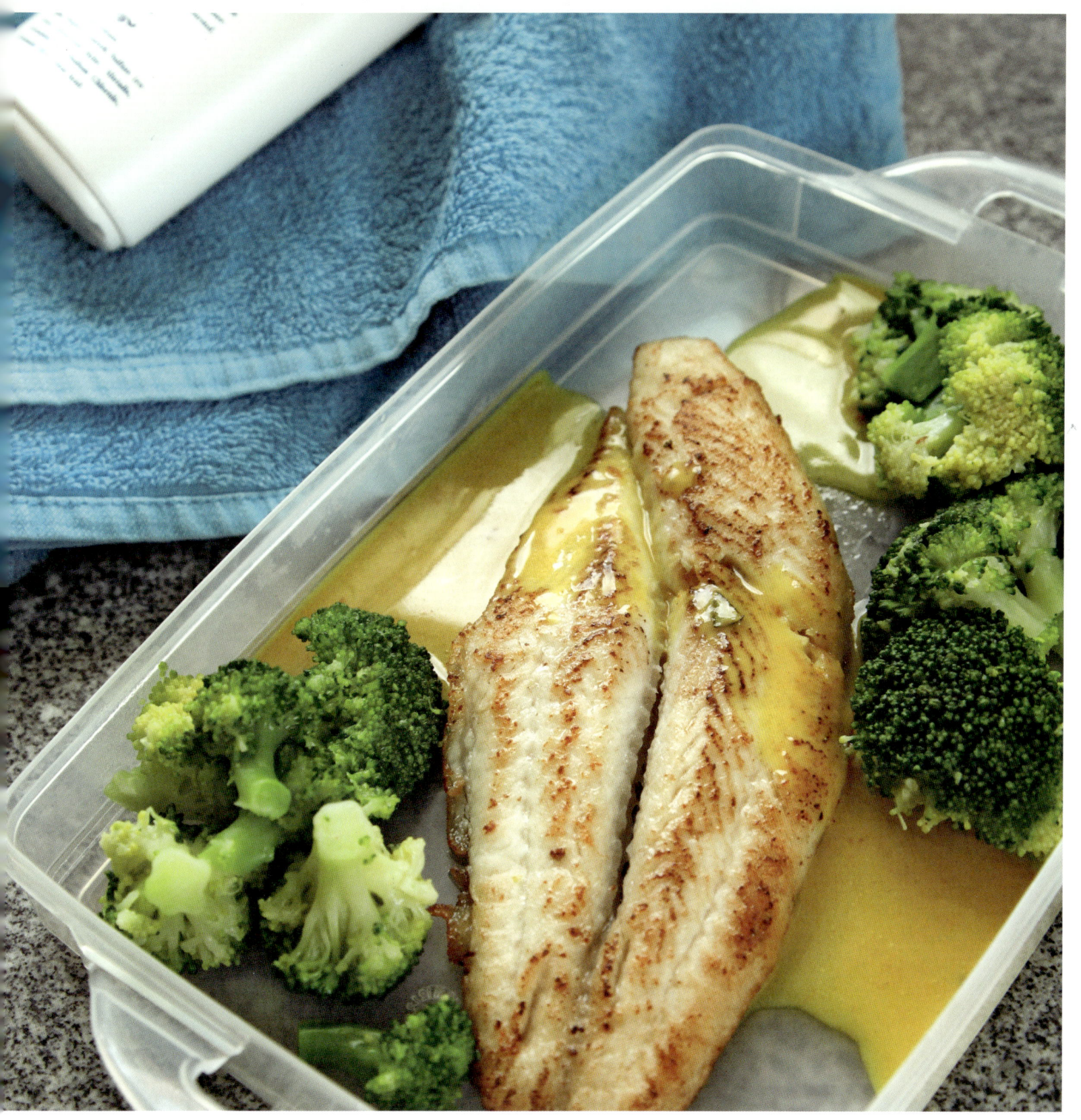

Gefüllte Champignons auf Sauerkraut

Gutes Essen mit viel Power

▶ Kohlenhydrate

Für 2 Portionen
Gelingt leicht ⏱ 25 Minuten + 15 Minuten Backzeit
400 g Kartoffeln · Meersalz · 4 EL Schmand · Muskatnuss · 4 große Champignons · 1 Zwiebel · 1 EL Butter · 750 g Sauerkraut (**350 g für den Sauerkrautsalat**) · 1 TL Kräuter der Provence · 100 g geriebener Greyerzer Käse

1. Die Kartoffeln schälen und vierteln. In 20 bis 25 Minuten garen. Anschließend im eigenen Kochwasser fein zerstampfen. Mit 2 Esslöffeln Schmand und Muskatnuss verfeinern.

2. Die Champignons putzen. Die Stiele herausdrehen und fein hacken. Die Zwiebel in kleine Würfel schneiden. Champignon- und Zwiebelwürfel in der geschmolzenen Butter leicht anbraten.

3. 400 g Sauerkraut zugeben und alles zusammen etwa 5 Minuten dünsten. Mit Salz und Kräutern würzen. Den restlichen Schmand unterrühren.

4. Einen Teil des Krautes in die Champignonköpfe füllen. Das restliche Kraut mit dem Kartoffelbrei vermischen, in eine Auflaufform geben und die gefüllten Champignonköpfe daraufsetzen. Mit Käse bestreuen und im Backofen bei 200° C etwa 15 Minuten überbacken.

Sauerkrautsalat mit karamellisierten Apfelstückchen

Einfach raffiniert

▶ Kohlenhydrate

Für 2 Portionen
Geht schnell ⏱ 20 Minuten
4 EL Rosinen · 1 mürber Apfel · 1 EL Butter · 1 EL Honig · 8 halbe Walnusskerne · 1 kleine Stange Lauch · 350 g Sauerkraut · 125 g Joghurt · 2 EL Schmand · Meersalz · 1 Msp. Cayennepfeffer · 2 Vollkornbrötchen

1. Die Rosinen mit kochendem Wasser übergießen, 5 Minuten ziehen lassen, dann abgießen.

2. Den Apfel waschen, vierteln, entkernen und in kleine Würfel schneiden. Butter und Honig in einem kleinen Topf schmelzen lassen. Die Apfelstücke zusammen mit den Walnusskernen darin unter Rühren karamellisieren. Anschließend beiseitestellen.

3. Den Lauch putzen, waschen und in feine Ringe schneiden. Das Sauerkraut zerkleinern.

4. Joghurt mit Schmand cremig verrühren. Mit Salz und Cayennepfeffer leicht würzen. Rosinen, Apfelstücke, Walnusskerne, Lauchringe und Sauerkraut unterheben und alles mischen. Zusammen mit den Vollkornbrötchen servieren.

Fruchtiger Kartoffelsalat mit Matjestatar

Der kreative Genuss

▶ **Kohlenhydrate**

Für 2 Portionen
Gut vorzubereiten ⊘ 25 Minuten
800 g kleine Kartoffeln (**für 2 Mahlzeiten**) · 1 mürber Apfel · 1–2 EL Obstessig · 1 kleine Gewürzgurke · 125 g Joghurt · 1 TL Senf · Pfeffer · Meersalz · 1 kleine Zwiebel · 6 Matjesfilets · 2 Zweige Dill

1. Die Kartoffeln waschen und in Schale 25 Minuten garen. Dann abgießen und die Hälfte davon für den Kartoffel-Schichtsalat beiseitelegen. Die restlichen Kartoffeln pellen und in kleine Würfel schneiden.

2. Den Apfel waschen, vierteln, entkernen, in kleine Würfel schneiden und sofort mit dem Obstessig beträufeln. Die Gewürzgurke in kleine Würfel hacken.

3. Für die Sauce den Joghurt mit Senf, Pfeffer und Salz verrühren. Apfel- und Gurkenwürfel unterrühren und alles mit den Kartoffeln mischen.

4. Für das Matjestatar die Zwiebel schälen und fein hacken. Die Matjesfilets säubern, entgräten und in kleine Würfel schneiden. Zwiebel- und Matjeswürfel miteinander mischen.

5. Den Kartoffelsalat zusammen mit dem Matjestatar auf Tellern anrichten. Mit Dillfähnchen garnieren.

Kartoffel-Schichtsalat

Tolles aus der Knolle

▶ **Kohlenhydrate**

Für 2 Portionen
Gut vorzubereiten ⊘ 25 Minuten
1 kleine Zwiebel · 200 g Champignons · 1 EL Öl · Meersalz · 1 große rote Paprikaschote · 100 g Rindersalami · 400 g Pellkartoffeln (**vom Vortag**) · 2 Lauchzwiebeln · 1 Bund gemischte Kräuter · 100 g Schmand · 125 g Joghurt · 1 TL Senf · 4 EL Maiskörner (TK)

1. Die Zwiebel fein hacken. Die Pilze in Scheiben schneiden. Das Öl erhitzen. Zwiebel und Pilze zugeben, leicht salzen und bei starker Hitze bräunen.

2. Die Paprikaschote und die Salami fein würfeln. Die Kartoffeln in dünne Scheiben, die Lauchzwiebel in feine Ringe schneiden.

3. Für die Sauce die Kräuter fein hacken. Schmand mit Joghurt, Salz und Senf cremig verrühren. Die Kräuter untermischen.

4. Die Hälfte der Kartoffelscheiben in eine Schüssel legen, leicht salzen und mit etwas Sauce bestreichen. Dann nacheinander mit gebratenen Pilzen, Salami, Paprika, Kartoffeln und Mais belegen. Die restliche Sauce gleichmäßig über die Maiskörner geben und mit den Lauchzwiebelringen bedecken. Zugedeckt im Kühlschrank etwa 24 Stunden durchziehen lassen.

Zucchini-Käsenudeln

Frisch aus der Pfanne

▶ **Kohlenhydrate**

Für 2 Portionen
Gelingt leicht ⏱ 25 Minuten
350 g kleine Hörnchennudeln (**für 2 Mahlzeiten**) ·
Meersalz · 300 g Zucchini · 150 g Austernpilze ·
1 Zwiebel · 1 EL Olivenöl · 1 EL frische Majoran-
blättchen · 100 g geriebener Greyerzer Käse ·
3 EL gehackte Petersilie

1. Die Nudeln in reichlich Salzwasser nach Packungsangabe bissfest garen, dann abgießen und abtropfen
   lassen. Die Hälfte davon für den Nudelsalat beiseitestellen.

2. Zucchini putzen und in dünne Streifen schneiden.
   Pilze putzen und grob hacken. Die Zwiebel schälen
   und in feine Ringe schneiden.

3. Das Öl in einer Pfanne erhitzen und die Zwiebelringe
   darin glasig dünsten. Zucchini und Pilze zufügen und
   bei mittlerer Hitze unter Rühren 8 bis 10 Minuten
   braten. Die Nudeln unter das Gemüse mischen. Mit
   Salz und Thymian würzen.

4. Den Käse gleichmäßig darüber verteilen und zugedeckt bei schwacher Hitze schmelzen lassen. Mit der
   gehackten Petersilie bestreut servieren.

Nudelsalat mit Rucola und Schafskäse

Für den großen Hunger

▶ **Kohlenhydrate**

Für 2 Portionen
Gut vorzubereiten ⏱ 25 Minuten
⅓ Salatgurke · 1 gelbe Paprikaschote · 5 Cocktail-
tomaten · 175 g gekochte Hörnchennudeln (z. B. vom
Vortag) · 10 schwarze Oliven ohne Stein · 1 kleine rote
Zwiebel · Meersalz · 1–2 EL Obstessig · 1 kleines Bund
Rucola · 125 g Joghurt · 1 TL Senf · 1 EL Öl ·
120 g Schafskäse (z. B. Feta)

1. Die Gurke schälen, halbieren, die Kerne mit einem
   Löffel herausschaben und das Fruchtfleisch in kleine
   Würfel schneiden. Die Paprikaschote waschen, halbieren, putzen und klein würfeln. Die Cocktailtoma-
   ten vierteln. Die gekochten Nudeln mit dem Gemüse
   und den Oliven in einer Schüssel mischen.

2. Für das Dressing die Zwiebel abziehen und in Ringe
   schneiden. Anschließend mit Salz und Obstessig
   mischen und leicht drücken, bis die Zwiebelringe
   geschmeidig sind. Den Rucola waschen, von den
   groben Stielen befreien und grob zerkleinern.

3. Zwiebelringe, Joghurt, Senf und Öl miteinander
   verrühren und mit dem Nudelsalat mischen. Den
   Rucola unterrühren und den Schafskäse darüber
   bröckeln. Zum Durchziehen kalt stellen.

▶ Nudelsalat mit Rucola und
Schafskäse

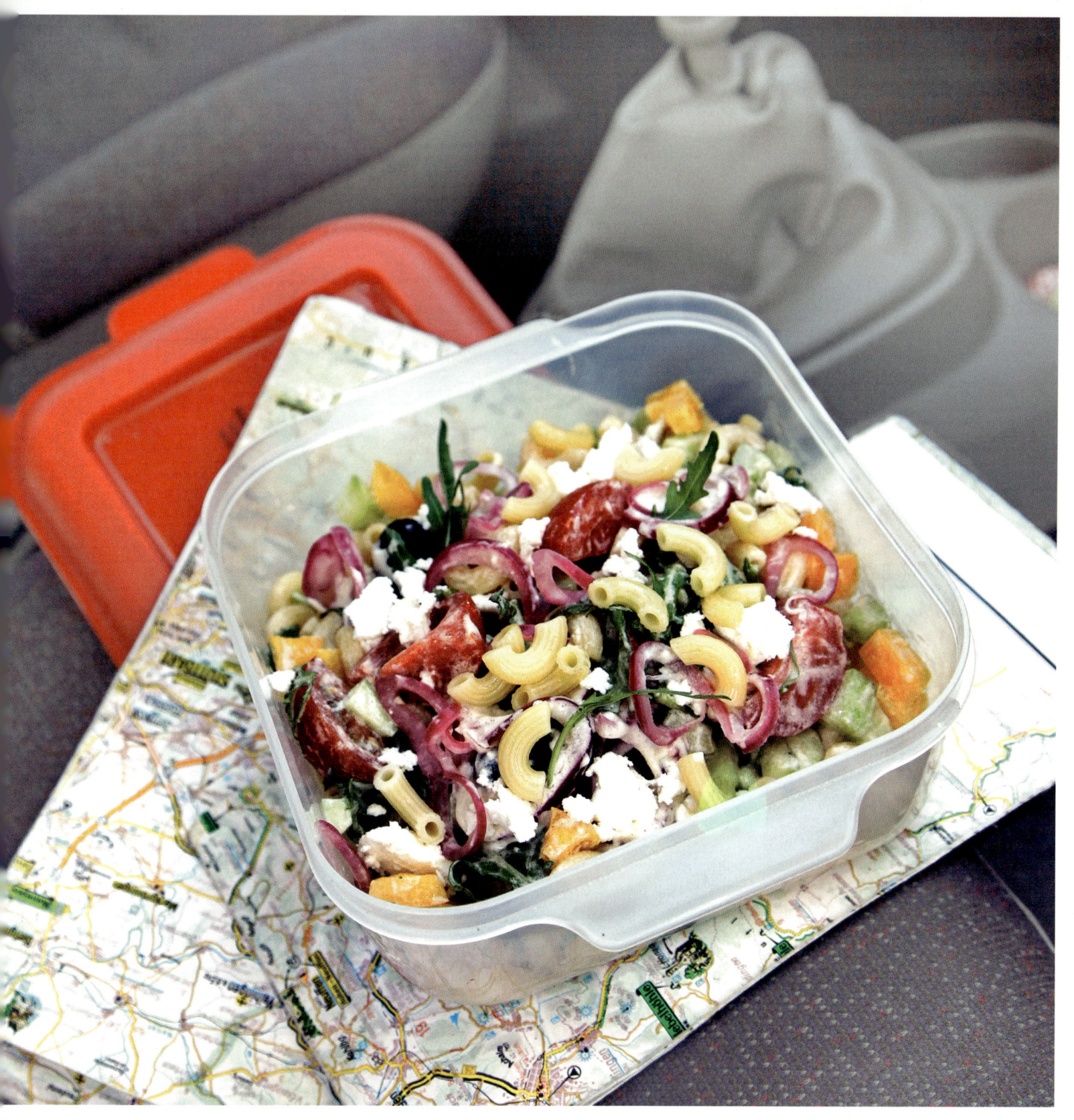

Gemüsereis mit Cashewkernen

Schmeckt wie in Thailand

▶ **Kohlenhydrate**

Für 2 Portionen
Gelingt leicht ⏱ 30 Minuten
250 g Parboiled Reis (**für 2 Mahlzeiten**) · Meersalz ·
2 EL Cashewkerne · 1 Zwiebel · 1 kleine Aubergine ·
1 große rote Paprikaschote · 1 EL Öl · ½ TL gelbe
Currypaste · 1 TL Kurkuma · Pfeffer · 2–3 EL dunkle
Sojasauce

1. Den Reis in einen Topf geben, mit leicht gesalzenem
   Wasser bedecken und bei schwacher Hitze 10 Minuten
   köcheln lassen. Den Herd ausschalten und den Reis
   weitere 10 Minuten quellen lassen. Eine Hälfte für
   die gefüllten Paprika beiseitestellen.

2. Die Cashewkerne in einer Pfanne ohne Fett gold-
   braun rösten. Die Zwiebel schälen und in dünne
   Ringe schneiden. Die Aubergine putzen und in kleine
   Würfel schneiden. Die Paprikaschote waschen,
   halbieren, putzen und klein würfeln.

3. Das Öl in einer Pfanne erhitzen. Zwiebeln, Aubergine-
   und Paprikawürfel unter Rühren bei starker Hitze so
   lange braten, bis das Gemüse eine leicht braune Farbe
   angenommen hat.

4. Den Reis zugeben und einige Minuten mitbraten.
   Würzen, mit Sojasauce abschmecken und mit den
   Cashewkernen bestreuen.

Gefüllte Paprika mit Reis und Pilzen

Vegetarisch genießen

▶ **Kohlenhydrate**

Für 2 Portionen
Braucht etwas mehr Zeit
⏱ 25 Minuten + 20 Minuten Backzeit
3 rote Paprikaschoten · 1 Stange Lauch · 125 g Champignons · 1 EL Öl · 125 g gekochter Reis (z. B. vom
vorigen Rezept) · 2 EL Pinienkerne · 100 g geriebener
Greyerzer Käse · 1 Msp. Chili · Meersalz · 1–2 TL Ras el
Hanut

1. Eine rote Paprikaschote halbieren und putzen. Die
   Stücke im Backofen bei 180 °C etwa 12 bis 15 Minuten
   grillen. Dann die Haut abziehen und das Furchtfleisch
   mit dem Mixstab pürieren.

2. Den Lauch putzen und klein würfeln. Die Pilze
   putzen und grob hacken. Das Öl in einer Pfanne
   erhitzen. Lauch- und Pilzwürfel darin dünsten. Reis,
   Pinienkerne, Paprikamus und die Hälfte des Käses
   untermischen. Mit Chili, Salz und Ras el Hanut
   würzen.

3. Die restlichen beiden Paprikaschoten waschen,
   jeweils einen Deckel abschneiden und putzen. Einen
   Teil vom gewürzten Reis in die Schoten füllen und die
   Deckel obenaufsetzen. Die restliche Reismischung in
   eine Auflaufform geben und die Paprikaschoten
   hineinsetzen. Mit dem restlichen Käse bestreuen. Im
   Backofen 15 bis 20 Minuten überbacken.

Müsliriegel

Für die Pause zwischendurch

▶ **Kohlenhydrate**

Für 14 Stück
Gelingt leicht ⏲ 20 Minuten + 20–25 Minuten Backzeit
200 g Haferflocken · 200 g feines Dinkelvollkornmehl ·
1 Päckchen Weinstein-Backpulver · 125 g kalte Butter ·
80 g flüssiger Honig · 2 Eigelbe (**Eiweiße für die kleine
Erdbeertorte verwenden**) · 1 EL Zitronenabrieb (naturrein) · 50 ml Sojamilch
Für den Belag
100 g Butter · 150 g Honig · 120 ml Sahne · 50 g Sonnenblumenkerne · 100 g Mandelstifte · 30 g Sesam

1. Die Haferflocken mit Mehl und Backpulver mischen.
   Butterstückchen, Honig, Eigelbe, Zitronenabrieb und
   Sojamilch zufügen und alles rasch zu einem geschmeidigen Teig verkneten. Den Ofen auf 175 °C
   vorheizen.

2. Ein Backblech (30 x 35 cm) mit Backpapier auslegen
   und den Teig darauf glatt streichen.

3. Für den Belag Butter, Honig und Sahne in einem Topf
   einmal aufkochen lassen. Sonnenblumenkerne,
   Mandelstifte und Sesam unterrühren. Die Masse kurz
   einkochen, dann gleichmäßig auf dem Teig verteilen.
   Im Backofen auf der mittleren Schiene 25 bis 30
   Minuten backen. Aus dem Ofen nehmen und noch
   heiß in Müsliriegel schneiden.

Kleine Erdbeertorte

Die süße Verführung

▶ **Eiweiß**

Für 8 Stücke
Braucht etwas mehr Zeit ⏲ 25 Minuten +
12 Minuten Backzeit + 5 Stunden Kühlzeit
Für den Tortenboden
2 Eiweiße · 50 g fein geriebene Mandeln · 1 EL Zitronensaft · 1 EL SteviaGrooVia oder 1 EL flüssiger Honig
Für den Belag
4½ Blatt Gelatine · 200 g Sahne · 375 g Quark ·
3 EL SteviaGrooVia oder 2–3 EL flüssiger Honig ·
400 g Erdbeeren

1. Eiweiß steif schlagen. Mandeln, Zitronensaft und
   Stevia unter den Eischnee heben. Backofen auf 175 °C
   vorheizen.

2. Eine Springform (20 cm Ø) mit Backpapier auslegen
   und den Teig darauf verteilen. 10 bis 12 Minuten
   backen. Anschließend aus der Form nehmen und das
   Backpapier vorsichtig abziehen. Backpapier und
   Boden wieder in die Form geben.

3. Gelatine in kaltem Wasser einweichen. Die Sahne
   steif schlagen, mit Quark und Stevia mischen. Die
   Erdbeeren pürieren. Die Hälfte davon unter den
   Sahnequark rühren.

4. Gelatine ausdrücken, erhitzen und zwei Drittel davon
   unter die Sahne ziehen. Die Masse auf dem Boden
   verteilen. Die restliche Gelatine unter die übrigen
   Erdbeeren rühren und als Guss auf die Torte geben.
   Im Kühlschrank in etwa 5 Stunden fest werden lassen.

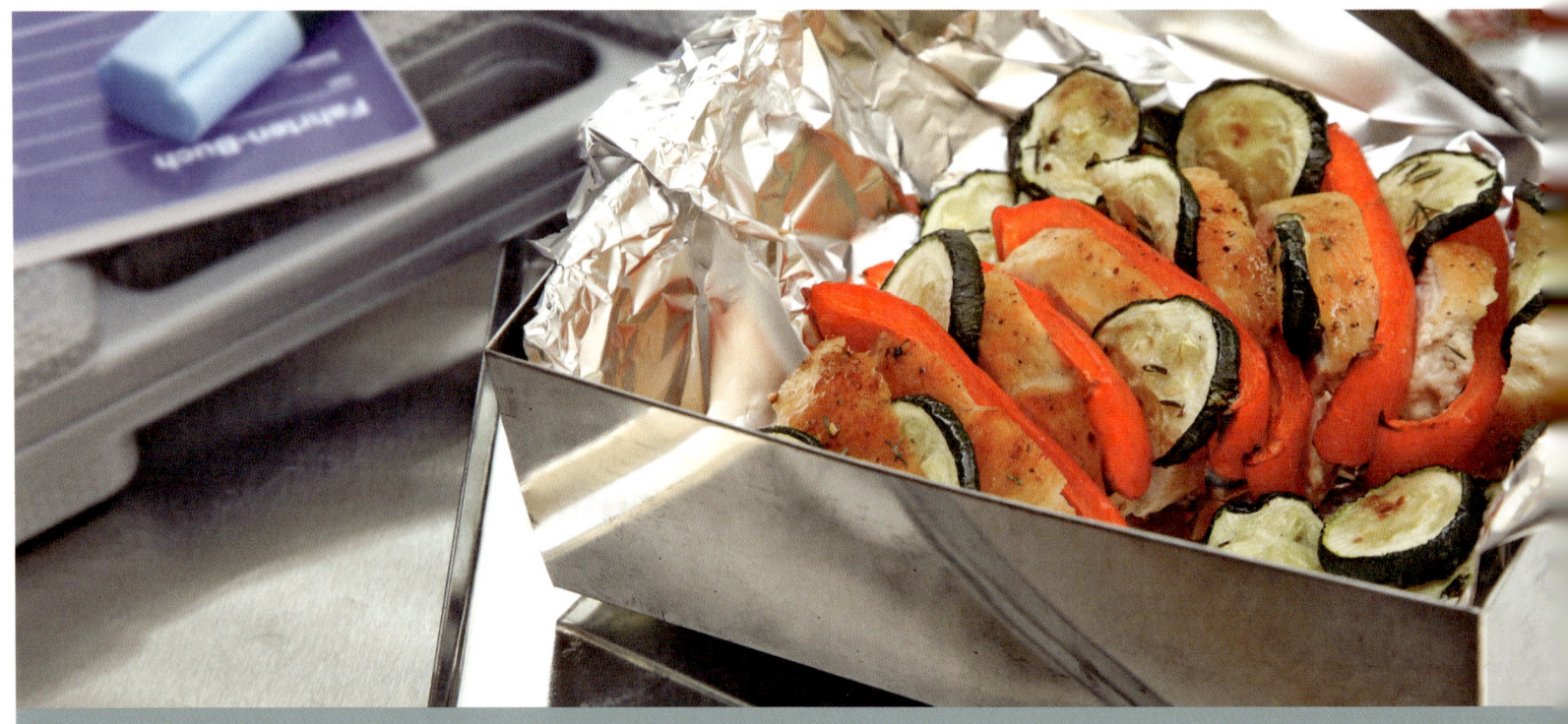

Kalte Köstlichkeiten

Orientalisch, mexikanisch, türkisch oder einfach hessisch – Kleinigkeiten, die Sie kalt essen können. Super für alle, die weder Mikrowelle noch Herd zur Verfügung haben. Sie brauchen nur einen Teller und Besteck.

Gibt es an Ihrem Arbeitsplatz keine Mikrowelle oder kleine Küche? Kein Problem – Besteck und Teller in der Schublade reichen aus. Leicht und lecker, so stellen sich die folgenden Rezepte dar. Mit diesen zeitgemäßen Gerichten möchte ich Sie vom Spaß am Kochen überzeugen. Ob Gazpacho, Avocado-Eiersalat mit frischen Kräutern oder ein Matjesburger – alle Mahlzeiten sind unkompliziert und in relativ kurzer Zeit zubereitet. Am Abend zuvor vorbereitet und auslaufsicher

verpackt, können Sie diese mit zum Arbeitsplatz nehmen. Nach Belieben mit Keimlingen, Salatblättern, Paprikastreifen, Tomatenstücken, Gurkenscheiben oder Möhrenstiften aufpeppen. So schaffen Sie eine gute Basis für Ihr Wohlbefinden.

Mach mal Pause

Ganz schnell ein Sandwich am Schreibtisch verzehren, gleichzeitig

Schnell werden Sie spüren, wie diese Ernährungsform Ihren Körper munter und Ihren Geist hellwach macht. Da sie zusätzlich auf einen stabilen Insulinspiegel achtet, ist sie als Dauerernährung für jeden geeignet.

die neu eingetroffenen Emails lesen und zugleich mit Kollegen Probleme ausdiskutieren – das belastet das Nervenkostüm ungemein. Nicht umsonst werden Arbeitspausen gesetzlich verordnet. Verlassen Sie darum zum Mittagessen Ihren Arbeitsplatz und gönnen Sie sich eine echte Pause. Richten Sie sich Ihren Essplatz so gemütlich wie möglich her und genießen Sie Ihr Mitgebrachtes.

Tipp

Auch bei besonderen Anlässen, wie Grillfesten, Bürofeten, Gartenpartys, Geburtstagen, Picknick oder Brunch, können Sie Speisen problemlos nach den Regeln der Trennkost zusammenstellen. Entscheiden Sie sich lediglich bei solch einer Festivität, ob Sie die Speisen überwiegend eiweiß- oder kohlenhydratreich gestalten möchten.

Um Missfallen auszuschließen, stellte ich dann doch noch ein Körbchen mit Brot und Brötchen dazu. Alle waren begeistert, ebenso verwundert über den Ideenreichtum und die Vielseitigkeit der Trennkost.
Es wurde toller Erfolg!

Manuela, 40 Jahre, Single

»Meinen 40. Geburtstag feierte ich im Büro.

Da ich von Trennkost schon lange überzeugt bin, wagte ich mich an diesem besonderen Tag an dieses komplexe Thema heran.

Alle hatten zwar schon von Trennkost gehört, doch einigen fehlte das Hintergrundwissen. Ich wollte nicht als Besserwisser auftreten, doch empfand ich es als eine tolle Gelegenheit, meine Arbeitskollegen endlich für diese Ernährungsform begeistern zu können. Insgeheim wusste ich schon lange, wie nötig einige Trennkost hätten, klagten doch verschiedene viel zu oft darüber, dass sie unter saurem Aufstoßen und Verdauungsschwierigkeiten litten. Doch kam die Sprache darauf, erhielt ich immer zur Antwort:

„Trennkost? Habe ich bei meiner Figur zum Glück nicht nötig."

Nach solchen Kommentaren erübrigte sich meinerseits eine Antwort, wusste ich doch, dass meine Stunde kommen würde.

Mit viel Liebe organisierte ich mein Fest. Da fast alle Fleischesser waren, entschied ich mich für eine eiweißreiche Trennkost-Variante. Ich bereitete solche Salate zu, die ich bequem verpacken und am nächsten Tag, gut gekühlt, appetitlich in Glasschüsseln umfüllen konnte. Neben Kaffee, Tee, Mineralwasser, Apfel- und Orangensaft bot ich zum Anstoßen natürlich auch Sekt an.

Jede Mahlzeit Trennkost?

Nein, auf gar keinen Fall! Mit Verbissenheit und sturem Verfolgen verderben Sie sich und anderen alle guten Vorsätze dieser wertvollen Ernährungsumstellung. Gehen Sie darum locker an die Sache heran und lassen Sie die Trennkost wie einen roten Faden durch Ihre täglichen Mahlzeiten laufen. Es ist nicht notwendig, ein beharrliches Trennkost-Durchhaltevermögen an den Tag zu legen. Trennkost-Mahlzeiten sollen Ihnen schmecken, Sie gleichzeitig bereichern, aber auf gar keinen Fall einengen.

Kalte Kefir-Erbsensuppe

Nicht nur für heiße Tage

▶ **Kohlenhydrate**

Für 1 Portion
Preisgünstig ⏱ **25 Minuten**
2 Zweige Petersilie · 1 kleine Zwiebel · 1 kleine Kartoffel · 1 EL Öl · 150 g Erbsen (TK) · 300 ml Gemüsebrühe · 125 g Kefir · 1 Msp. Chilipulver

1. Petersilie waschen und fein hacken. Die Zwiebel abziehen und fein würfeln. Die Kartoffel waschen, schälen und in kleine Würfel schneiden.

2. Das Öl in einem Topf erhitzen. Die Zwiebel- und Kartoffelwürfel darin unter Rühren anbraten. Die Erbsen zugeben und 3 bis 4 Minuten mitdünsten. Die Gemüsebrühe zugießen und bei schwacher Hitze 12 bis 15 Minuten köcheln lassen.

3. Danach die Suppe vom Herd nehmen, einige Kartoffelwürfel und Erbsen aus der Suppe heben und den Rest mit dem Schneidstab fein pürieren. Die Suppe gut abkühlen lassen.

4. Den kalten Kefir unterrühren und die übrigen Kartoffelwürfel und Erbsen einlegen. Alles mit Chili würzen und mit der gehackten Petersilie bestreuen.

TIPP
Zum Mitnehmen die gut gekühlte Suppe in ein Thermogefäß füllen. Nach Belieben können Sie dazu ein Butterbrot oder Vollkornbrötchen essen.

Gazpacho

Erfrischend gut

▶ **Kohlenhydrate**

Für 1 Portion
Gelingt leicht ⏱ **20 Minuten**
50 g entrindetes Weizenbrot · 1 kleine Zwiebel · 1 Knoblauchzehe (nach Belieben) · 300 g reife Tomaten · 75 g Salatgurke · 1 kleine rote Paprikaschote · 1 EL Olivenöl · 1 EL Obstessig · Meersalz · 1 TL Sambal Oelek

1. Das Brot in Würfel schneiden, in warmem Wasser einweichen und ausdrücken.

2. Zwiebel und Knoblauch schälen und grob würfeln. Die Tomaten kurz überbrühen, häuten, entkernen und grob würfeln.

3. Die Gurke schälen, halbieren, die Kerne mit einem Löffel herausschaben und das Fruchtfleisch in kleine Würfel schneiden. Die Paprikaschote waschen, halbieren, putzen und klein würfeln.

4. Alle Zutaten zusammen mit Öl, Essig, Salz und Sambal Oelek mit dem Schneidstab pürieren. Nach Belieben mit etwas Wasser verdünnen. Die Gazpacho über Nacht im Kühlschrank kalt stellen.

TIPP
Reichen Sie als Suppeneinlage kleine knusprig gebratene Brotwürfel, in kleine Stücke geschnittene Paprika, feine Zwiebelwürfel und gehackte schwarze Oliven. Zum Mitnehmen die knusprigen Brotwürfel getrennt verpacken.

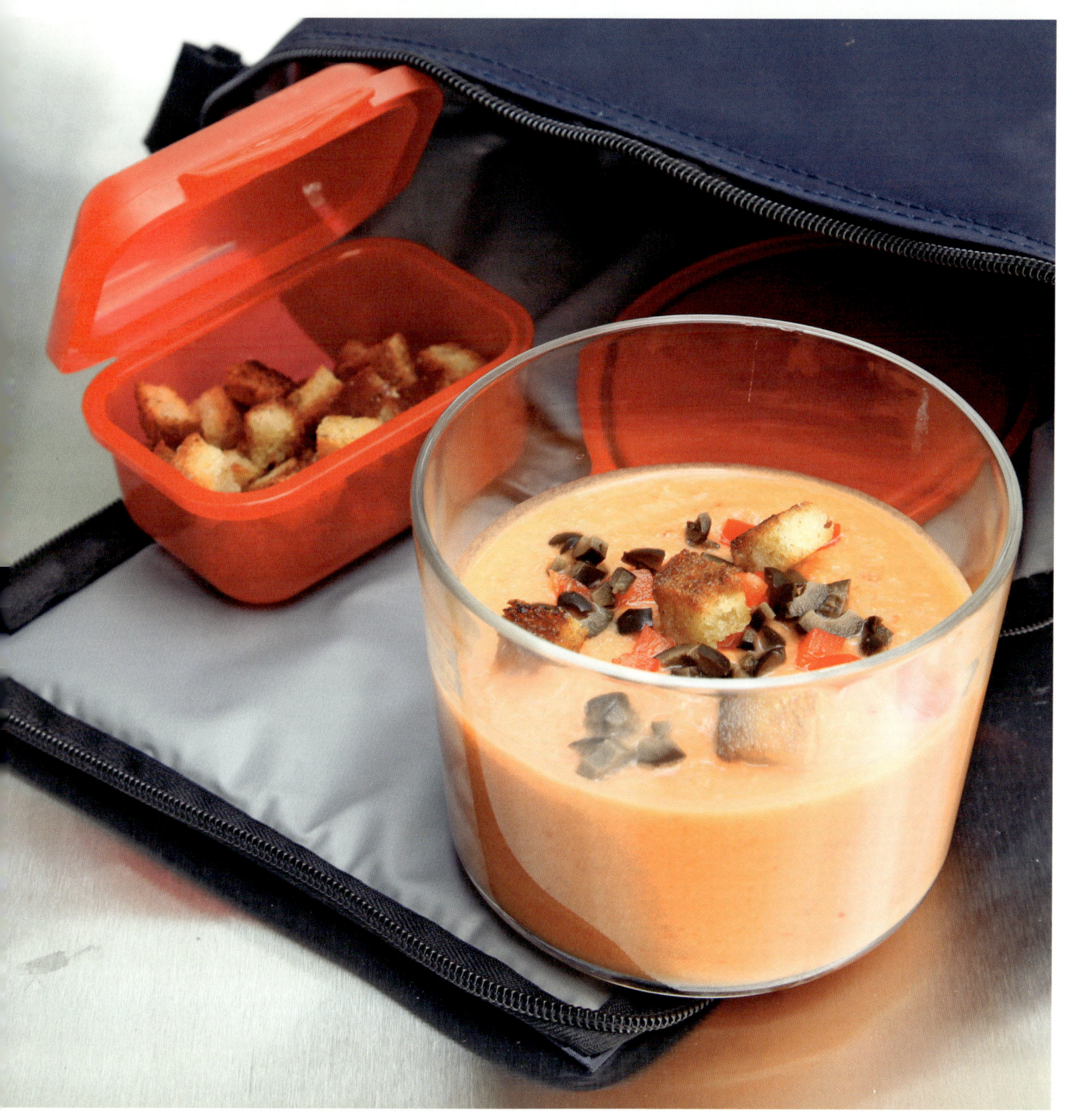

Blumenkohl mit Sauce Tatar

Raffinierte Powernahrung

▶ **Eiweiß**

Für 1 Portion
Preisgünstig ⊙ 25 Minuten
1 kleiner Blumenkohl · Meersalz · 50 ml Milch · 2 Eier ·
1 Gewürzgurke · 1 EL weißer Balsamico-Essig ·
125 g Joghurt · 1 TL Senf · Pfeffer · 3 Zweige Koriander
(ersatzweise Blattpetersilie)

1. Blumenkohl waschen, putzen und in kleine Röschen
   zerteilen. Wenig Salzwasser mit der Milch zum Kochen bringen. Den Blumenkohl darin in 10 bis 12 Minuten bissfest garen, aus dem Wasser nehmen und
   abkühlen lassen.

2. Für die Sauce Tatar die Eier in etwa 10 Minuten hart
   kochen, mit kaltem Wasser abschrecken und danach
   pellen. Die Eier der Länge nach durchschneiden und
   die Eigelbe vorsichtig herauslösen.

3. Das Eiweiß fein hacken. Die Gurke in sehr kleine
   Würfel schneiden. Den Essig mit Eigelben, Joghurt,
   Senf, Pfeffer und Salz cremig verrühren. Die Eiweiß-
   und Gurkenwürfel untermischen. Die Korianderblätt-
   chen von den Stielen zupfen. Die Blumenkohlröschen
   mit der Sauce Tatar vermischen.

Avocado-Eiersalat mit frischen Kräutern

Nicht nur für Vegetarier

▶ **Eiweiß**

Für 1 Portion
Gut vorzubereiten ⊙ 20 Minuten
2 Eier · 1 kleine Avocado · 1 EL Zitronensaft · 1 kleines
Bund Kräuter (z. B. Petersilie, Dill, Schnittlauch,
Borretsch, Pimpinelle, Sauerampfer oder 1 Packung
Tiefkühlkräuter) · 75 g Quark (20 % Fett i. Tr.) ·
125 g Joghurt · 1 TL Senf · Kräutersalz · 1 TL Paprika-
pulver (edelsüß)

1. Die Eier in 8 bis 10 Minuten hart kochen, dann mit
   kaltem Wasser abschrecken und beiseitelegen.

2. Die Avocado halbieren, entkernen und schälen. Das
   Fruchtfleisch quer in Scheiben schneiden und mit
   dem Zitronensaft beträufeln.

3. Die Kräuter waschen, verlesen und mit dem Wiege-
   messer sehr fein hacken.

4. Quark, Joghurt, Senf und Kräutersalz in einer Schüssel cremig aufschlagen. Die gehackten Kräuter
   unterrühren.

5. Die gekochten Eier schälen und in Scheiben schneiden. Gemeinsam mit den Avocadoscheiben zur Sauce
   geben. Mit dem Paprikapulver bestäuben.

Griechische Fisch-Paprikaschoten

Wie im Urlaub

▶ **Eiweiß**

Für 1 Portion
Braucht etwas mehr Zeit
⊘ 20 Minuten + 30 Minuten Grillzeit
150 g Fischfilet (z. B. Dorsch oder Seelachs) ·
50 g gegarte Garnelen · 1 kleine Zwiebel · einige Zweige
Petersilie · Meersalz · Pfeffer · 1 TL Koriander (frisch
gemahlen) · 1 TL milder Chili · 1 TL Zitronensaft ·
3 griechische Korno-Schoten oder grüne Spitzpaprika ·
1 EL Öl

1. Fischfilets waschen, trocken tupfen und in kleine
   Würfel schneiden. Garnelen grob hacken. Die Zwiebel
   abziehen und fein würfeln. Die Petersilie waschen
   und fein hacken.

2. Fisch, Garnelen, Zwiebelwürfel und Petersilie in einer
   Schüssel mischen. Mit Salz, Pfeffer, Koriander, Chili
   und Zitronensaft würzen.

3. Die Paprikaschoten der Länge nach aufschlitzen und
   vorsichtig die Samenkörner entfernen. Die Schoten
   leicht aufbiegen, mit der Fischmasse füllen und die
   Öffnung anschließend wieder zusammendrücken. Die
   Schoten mit der Öffnung nach oben auf ein leicht
   geöltes Alu-Grilltablett legen und bei mittlerer Hitze
   im Backofen 25 bis 30 Minuten grillen.

Sauerkrautsalat mit Ananas und Putenbrust

Erfrischend gut

▶ **Eiweiß**

Für 1 Portion
Geht schnell ⊘ 15 Minuten
3 EL Rosinen · 1 kleine Ananas · 300 g Sauerkraut ·
1 EL Leinöl · 80 g Putenbrust (in dünne Scheiben
geschnitten)

1. Die Rosinen mit kochendem Wasser übergießen,
   5 Minuten ziehen lassen, dann abgießen. Die Ananas
   schälen, vom harten Strunk befreien und in kleine
   Würfel schneiden. Das Sauerkraut grob zerkleinern.

2. Rosinen und Ananas mit dem Sauerkraut vermischen. Das Öl unterrühren und kurz ziehen lassen.
   Zusammen mit der Putenbrust servieren.

WISSEN

„Das gesündeste Gemüse der Welt"

So nannte schon vor 100 Jahren der berühmte Bak-
teriologe Louis Pasteur das Sauerkraut. Tatsächlich
regeneriert die Milchsäure im Sauerkraut die Darm-
flora, wirkt bakterientötend, entgiftete die Verdau-
ungswege, entlastet Bauchspeicheldrüse und Leber
und hilft gegen Sodbrennen.

Matjesburger
Für den Bärenhunger

▶ **Kohlenhydrate**

Für 1 Portion
Gelingt leicht ⊘ 20 Minuten
½ kleine Zwiebel · Meersalz · 1 EL Obstessig ·
1 junger Kohlrabi · 2 Salatblätter · 1 Vollkorn-Baguette-
Brötchen · 2 EL saure Sahne · 2 Matjesfilets · etwas Dill

1. Die Zwiebel schälen und in dünne Ringe schneiden.
Die Zwiebelringe auf einen kleinen Teller geben,
leicht salzen, mit dem Essig beträufeln und kurze Zeit
ziehen lassen. Anschließend gut ausdrücken.

2. Den Kohlrabi waschen, schälen und vier hauchdünne
Scheiben davon abschneiden. Den Rest in dünne
Spalten schneiden. Die Salatblätter putzen, waschen
und trocken schütteln.

3. Das Brötchen der Länge nach halbieren und die
untere Hälfte mit der sauren Sahne bestreichen. Mit
den dünnen Kohlrabischeiben und den Salatblättern
belegen. Die Matjesfilets darauf legen und mit den
Zwiebelringen belegen.

4. Den Matjesburger mit dem Dill garnieren und mit
der oberen Brötchenhälfte abdecken. Zusammen mit
den übrigen Kohlrabispalten servieren.

Kohlrabi-Apfelsalat mit Minze und Ziegenfrischkäse
So richtig lecker

▶ **Eiweiß**

Für 1 Portion
Gelingt leicht ⊘ 20 Minuten
1 junger Kohlrabi · 1 säuerlicher Apfel · 2 EL Zitronensaft · 4 Blättchen Minze · 2 EL Sahne · Meersalz · einige
Tropfen Stevia flüssig oder 1 TL Obstdicksaft ·
1 Msp. Cayennepfeffer · 80 g Ziegenfrischkäse

1. Kohlrabi schälen, in Stücke teilen und danach in feine
Würfel schneiden. Die Kohlrabiwürfel 1 Minute in
kochendem Wasser blanchieren.

2. Den Apfel nach Belieben schälen, vierteln und das
Kerngehäuse herausschneiden. Die Viertel in kleine
Stücke schneiden und sofort mit 1 Esslöffel Zitronensaft beträufeln. Die Minze waschen, trocken schütteln
und fein hacken.

3. Aus der Sahne, 3 Esslöffel Blanchierwasser, restlichem
Zitronensaft, Salz, Stevia bzw. Obstdicksaft, Cayennepfeffer und der Minze eine Sauce rühren. Das Dressing mit den Kohlrabi- und Apfelwürfeln mischen
und ziehen lassen.

4. Den Ziegenfrischkäse in grobe Stücke schneiden und
auf dem Salat anrichten.

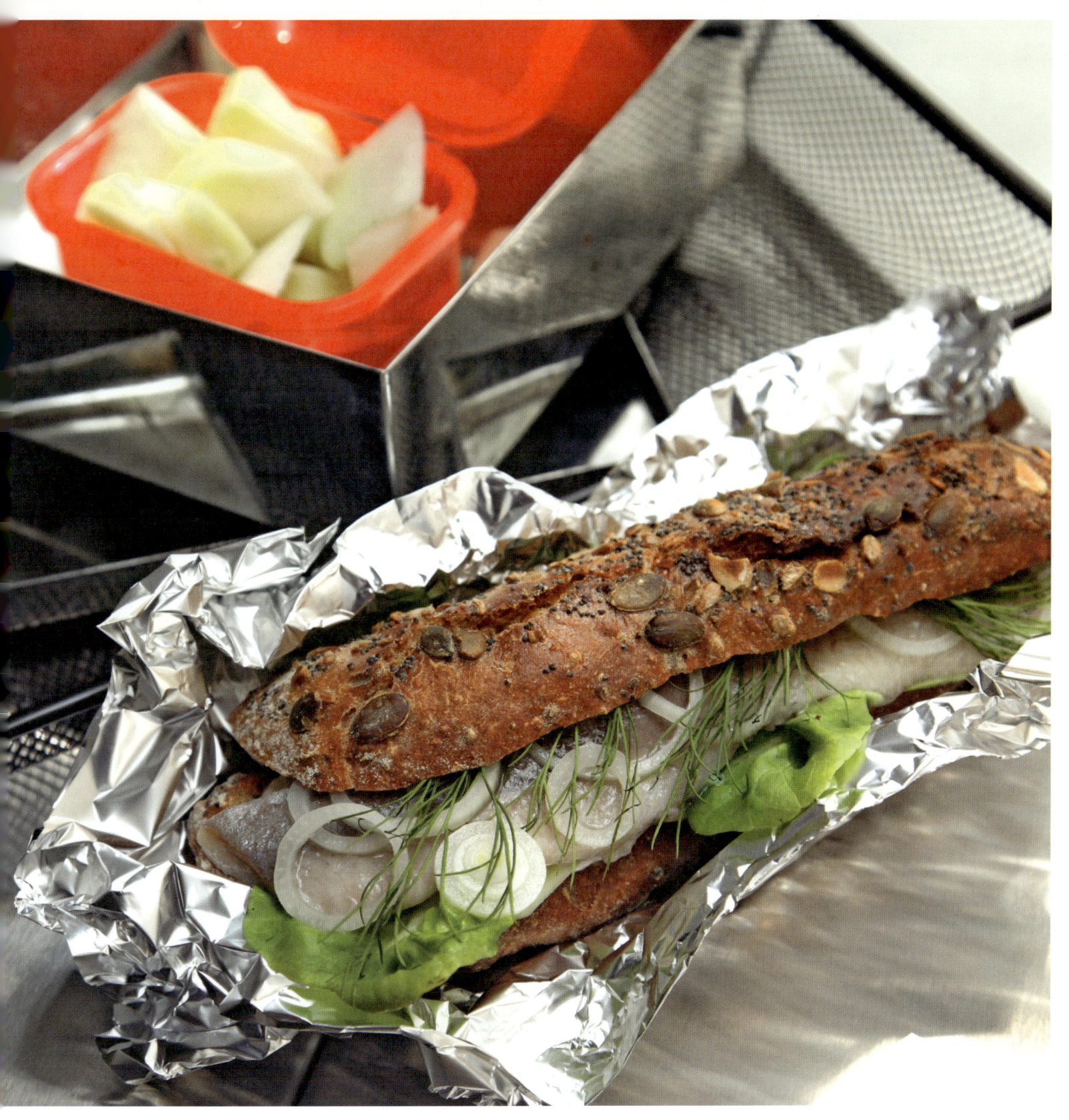

Mexikanischer Bohnensalat

Ein Salat für jede Gelegenheit

▶ **Eiweiß**

Für 1 Portion
Gut vorzubereiten ⊙ 25 Minuten
300 g grüne Bohnen · 1 Stängel Bohnenkraut ·
Meersalz · 1 kleine Zwiebel · 1 EL Essig · 1 kleine,
milde Chilischote · 5 Champignons · 2 EL Mais (TK) ·
100 g Thunfisch im eigenen Saft (aus der Dose) ·
125 g Joghurt · 1 TL Senf · Pfeffer · 4 Kirschtomaten

1. Die Bohnen waschen, putzen, in etwa 3 cm lange
   Stücke schneiden und zusammen mit dem Bohnen-
   kraut in wenig leicht gesalzenem Wasser in 15 bis 18
   Minuten bissfest garen. Die Bohnen aus dem Wasser
   nehmen, abtropfen und abkühlen lassen. Etwas
   Gemüsewasser beiseitestellen.

2. Die Zwiebel in Ringe schneiden, mit Salz und Essig
   mischen und leicht drücken, bis die Zwiebelringe
   geschmeidig sind. Die Chilischote säubern und in
   feine Ringe schneiden. Die Champignons putzen und
   feinblättrig aufschneiden.

3. Die Bohnen mit Zwiebelringen, Chili, Mais, Champignons und Thunfisch mischen.

4. Aus Joghurt, Senf, Pfeffer, Salz und 4 Esslöffel Gemüsewasser eine Marinade rühren und mit dem Bohnen-
   salat mischen. Die Tomaten halbieren und auf dem
   Salat anrichten.

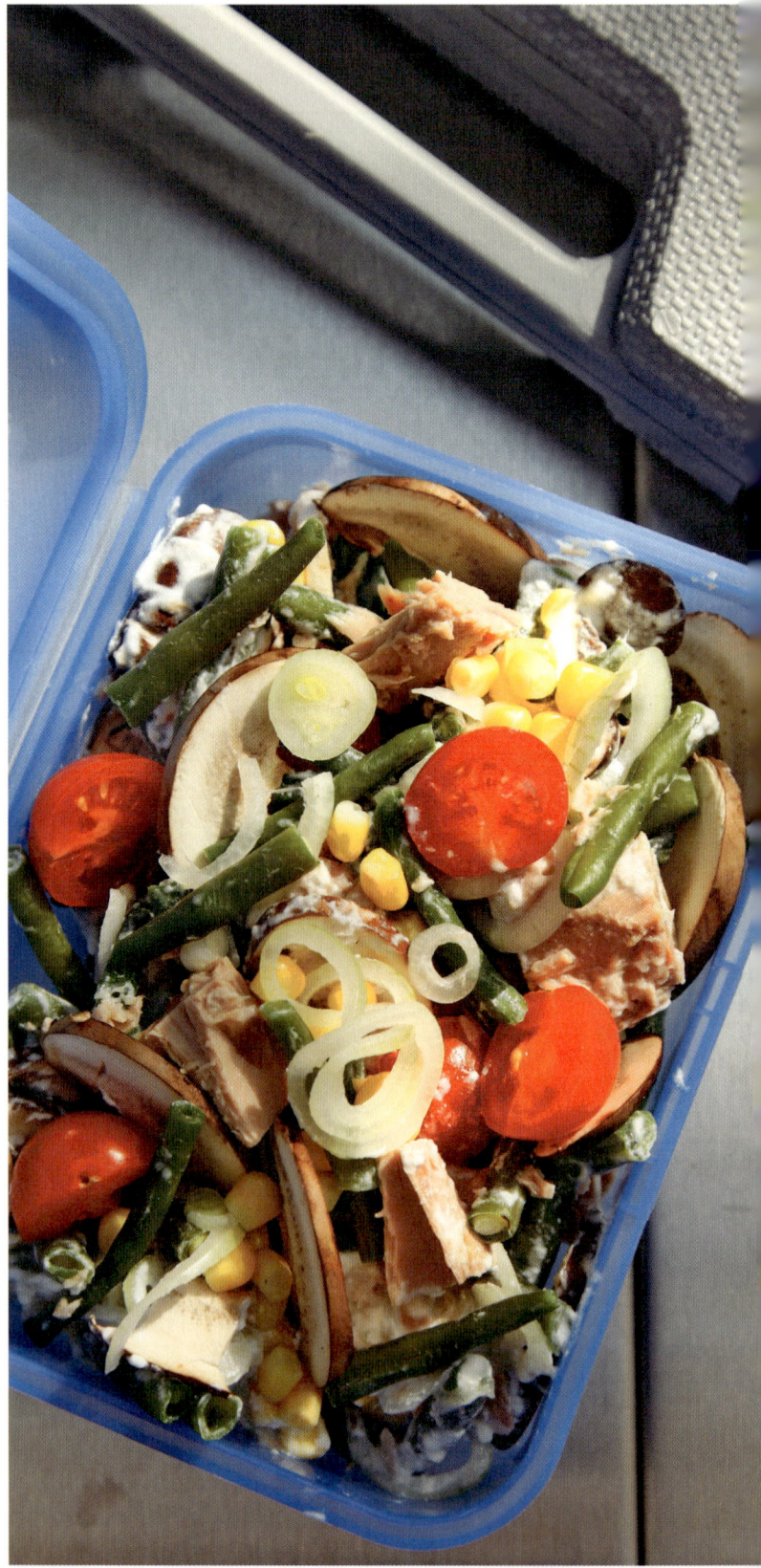

Hessischer Wurstsalat

Schmeckt immer

▶ **Eiweiß**

Für 1 Portion
Gelingt leicht ⏱ **20 Minuten**
1 Bund Radieschen · 2 Gewürzgurken · 100 g Puten-
fleischwurst · einige Zweige Petersilie · 1 EL Essig ·
1 EL Öl · Meersalz · Pfeffer · einige Tropfen Stevia
flüssig oder 1 TL Obstdicksaft · 1 kleiner Rettich

1. Die Radieschen putzen, waschen und in dünne Schei-
   ben schneiden. Die Gurken in kleine Würfel hacken.
   Die Putenwurst in schmale Streifen schneiden. Die
   Petersilie waschen, trocken schütteln und fein hacken.

2. Für das Dressing Essig mit 5 Esslöffeln Wasser, Öl,
   Salz, Pfeffer und Stevia bzw. Obstdicksaft mit dem
   Schneebesen gründlich verrühren.

3. Radieschen, Gurken und Wurststreifen in einer
   Schüssel mischen und mit dem Dressing übergießen.
   Mit gehackter Petersilie bestreuen und kurze Zeit
   ziehen lassen.

4. Rettich schälen, in feine Scheiben hobeln und leicht
   salzen. Zusammen mit dem Wurstsalat servieren.

Kräuterfrikadellen mit Gemüsesalat

Duft, der aus der Pfanne kommt

▶ **Eiweiß**

Für 1 Portion
Preisgünstig ⏱ **25 Minuten**
1 kleine Zwiebel · 1 kleine Möhre · 150 g Rinderhack-
fleisch · 1 kleines Ei · 4 EL gehackte Kräuter (z. B. Petersilie, Liebstöckel, Salbei) · Pfeffer · Meersalz · 2 EL Öl ·
1 kleine rote Paprikaschote · 10 cm Salatgurke ·
3 EL Mais (TK) · 1 EL Essig (z. B. Himbeeressig)

1. Die Zwiebel schälen und würfeln. Die Möhre waschen,
   schälen und fein raspeln. Das Hackfleisch mit Zwiebelwürfeln, Möhrenraspeln, Ei und 2 Esslöffel Kräuter
   sorgfältig mischen. Mit Salz und Pfeffer würzen.

2. Aus dem Fleischteig 2 Frikadellen formen. Einen
   Esslöffel Öl in einer beschichteten Pfanne erhitzen
   und die Frikadellen darin rundum braun braten.

3. Die Paprikaschote entkernen, waschen und klein
   würfeln. Die Gurke schälen und in kleine Würfel
   schneiden. Paprika- und Gurkenwürfel mit dem Mais
   in einer Schüssel mischen. Das restliche Öl mit Essig,
   5 Esslöffel Wasser, Pfeffer und Salz verrühren. Das
   Dressing mit dem Salat mischen und mit den restlichen Kräutern bestreuen.

Hähnchenbrust mit Antipasti

Bella Italia

▶ **Eiweiß**

Für 1 Portion
Gelingt leicht
🕑 30 Minuten

150 g Hähnchenbrust
Pfeffer
Meersalz
2 EL Olivenöl
1 Zucchini
1 rote Paprikaschote
1–2 TL getrockneter Thymian
2 EL Balsamico-Essig

1. Das Fleisch waschen, mit Küchenpapier trocken tupfen und mit Pfeffer und Salz würzen. Einen Esslöffel Öl in einer beschichteten Pfanne erhitzen und das Fleisch darin unter Wenden von jeder Seite etwa 4 bis 6 Minuten braten.

2. Die Zucchini waschen, putzen und in dünne Scheiben schneiden. Die Paprikaschoten waschen, halbieren, putzen und in breite Streifen schneiden. Den Backofen auf 180 °C vorheizen.

3. Zucchinischeiben und Paprikastreifen auf ein mit Alufolie ausgelegtes Backblech legen, mit dem restlichen Öl beträufeln, leicht salzen und mit Thymian bestreuen. Im Backofen etwa 12 bis 15 Minuten grillen. Anschließend herausnehmen und auskühlen lassen.

4. Die Hähnchenbrust in Scheiben schneiden, fächerartig mit dem Gemüse in einer flachen Schale anrichten. Mit dem Balsamico beträufeln und gekühlt servieren.

Türkischer Tomatensalat mit Schafskäse

So richtig lecker

▶ **Neutral**

Für 1 Portion
Geht schnell ⊘ **15 Minuten**
1 kleine Zwiebel · etwas Meersalz · 1 EL Zitronensaft ·
2 Tomaten · 10 cm Salatgurke · einige Zweige Petersilie ·
6 schwarze Oliven · 1 EL Olivenöl · Pfeffer · 75 g Schafskäse (z. B. Feta)

1. Die Zwiebel abziehen und in Ringe schneiden.
   Anschließend mit Salz und Zitronensaft mischen
   und leicht drücken, bis die Zwiebelringe geschmeidig
   sind.

2. Die Tomaten waschen, von den Stielansätzen befreien
   und in schmale Spalten schneiden. Die Gurke schälen
   und in mundgerechte Stücke schneiden. Die Petersilie
   waschen und grob hacken.

3. Tomatenspalten und Gurkenstücke in einer Schüssel
   mischen. Die Zwiebelringe ausdrücken und zusammen mit Oliven und Petersilie zu den Tomaten geben.
   Das Olivenöl unterrühren und alles mit Pfeffer und
   Salz abschmecken. Den Schafskäse darüber bröckeln
   und servieren.

Tipp

Da dieser Salat gerne etwas durchziehen darf, eignet
er sich gut zum Mitnehmen an den Arbeitsplatz.

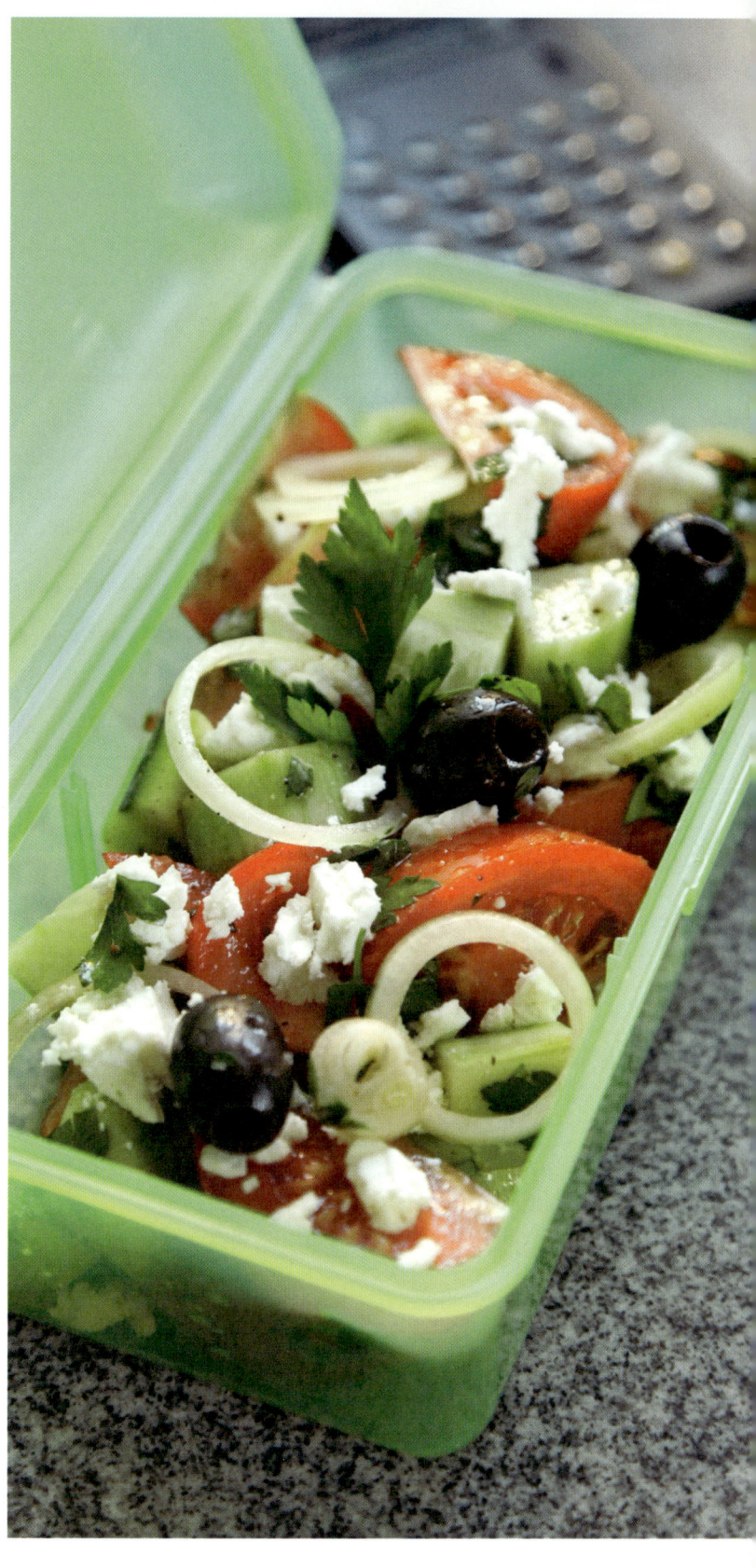

Polnischer Kartoffelsalat mit Schinken und Walnüssen
Genuss auf Polnisch

▶ **Kohlenhydrate**

Für 1 Portion
Gelingt leicht ⊙ 35 Minuten
200 g kleine rotschalige Kartoffeln · 50 g kleine Champignons · 2 TL Butter · 50 g roher Puten- oder Rinderschinken · 5 Walnüsse · 1 kleine rote Paprikaschote · 125 ml Gemüsebrühe · 1 EL Obstessig · 1 TL Dijonsenf · 1 EL Öl · Salz · Pfeffer · etwas Schnittlauch

1. Die Kartoffeln gründlich säubern, in einen Topf geben, mit Wasser bedecken und zugedeckt in 20 bis 25 Minuten gar kochen. Anschließend die Kartoffeln abgießen, leicht auskühlen lassen und vierteln.

2. Die Pilze säubern. Die Butter in einer Pfanne schmelzen lassen und die Pilze darin unter Rühren braun braten.

3. Den Schinken in kleine Würfel schneiden, die Walnüsse grob hacken. Die Paprikaschote putzen, waschen und in kleine Würfel schneiden.

4. Für das Dressing die Gemüsebrühe mit Essig, Senf, Öl, Salz und Pfeffer verrühren. Die Kartoffeln in die Marinade geben und vermischen. Pilze, Schinkenwürfel, Walnüsse und Paprika unterheben.

5. Schnittlauch in Röllchen schneiden und den Salat damit bestreuen.

Kartoffel-Cacik-Salat
Türkisches Tsatsiki

▶ **Kohlenhydrate**

Für 1 Portion
Preisgünstig ⊙ 35 Minuten
200 g kleine Kartoffeln · 1 Lauchzwiebel · 5 Radieschen · 150 g Joghurt, vollfett · 1 EL Obstessig · 1 EL Olivenöl · Meersalz · 2 EL gehackter Dill · 1 kleine Salatgurke · 60 g Schafskäse (z. B. Feta)

1. Die Kartoffeln gründlich säubern, in einen Topf geben, mit Wasser bedecken und zugedeckt in 20 bis 25 Minuten gar kochen. Anschließend die Kartoffeln abgießen, auskühlen lassen und in Würfel schneiden.

2. Die Lauchzwiebel säubern und in feine Ringe schneiden. Die Radieschen putzen und fein würfeln. Die Kartoffeln mit Zwiebelringen und Radieschen in einer Schüssel mischen.

3. Den Joghurt zusammen mit Essig, Öl, Salz und Dill verrühren. Die Gurke schälen und grob raspeln. Die Gurkenraspel mit dem gewürzten Joghurt mischen und über die Kartoffeln geben. Den Schafskäse darüber zerbröseln und gut gekühlt servieren.

Auberginencreme auf Schwarzbrot

Brotaufstrich mal anders

▶ **Kohlenhydrate**

Für 1 Portion
Gut vorzubereiten ⏲ 20 Minuten + 45 Minuten Backzeit
1 mittelgroße Aubergine · einige Zweige Petersilie ·
1 Schalotte · 1 Knoblauchzehe (nach Belieben) ·
2 EL Pinienkerne · 1 EL Obstessig · Meersalz ·
1 EL Olivenöl · 1 große Scheibe Schwarzbrot

1. Den Backofen auf 160 °C vorheizen. Die Aubergine putzen, waschen, dann auf einem Blech im Ofen etwa 45 Minuten rösten, bis sie sehr weich ist.

2. In der Zwischenzeit die Petersilie waschen und grob zerkleinern. Schalotte und Knoblauch abziehen und in Stücke schneiden. Die Pinienkerne in einer Pfanne ohne Fett kurz rösten, dann beiseitestellen.

3. Die Aubergine aus dem Ofen nehmen, die Haut abziehen und das Auberginenfleisch zusammen mit Essig, Salz, Petersilie, Schalotte und Knoblauch im Mixer oder mit dem Schneidstab fein pürieren. Zum Schluss das Öl und die Pinienkerne unterrühren. Zusammen mit dem Schwarzbrot servieren.

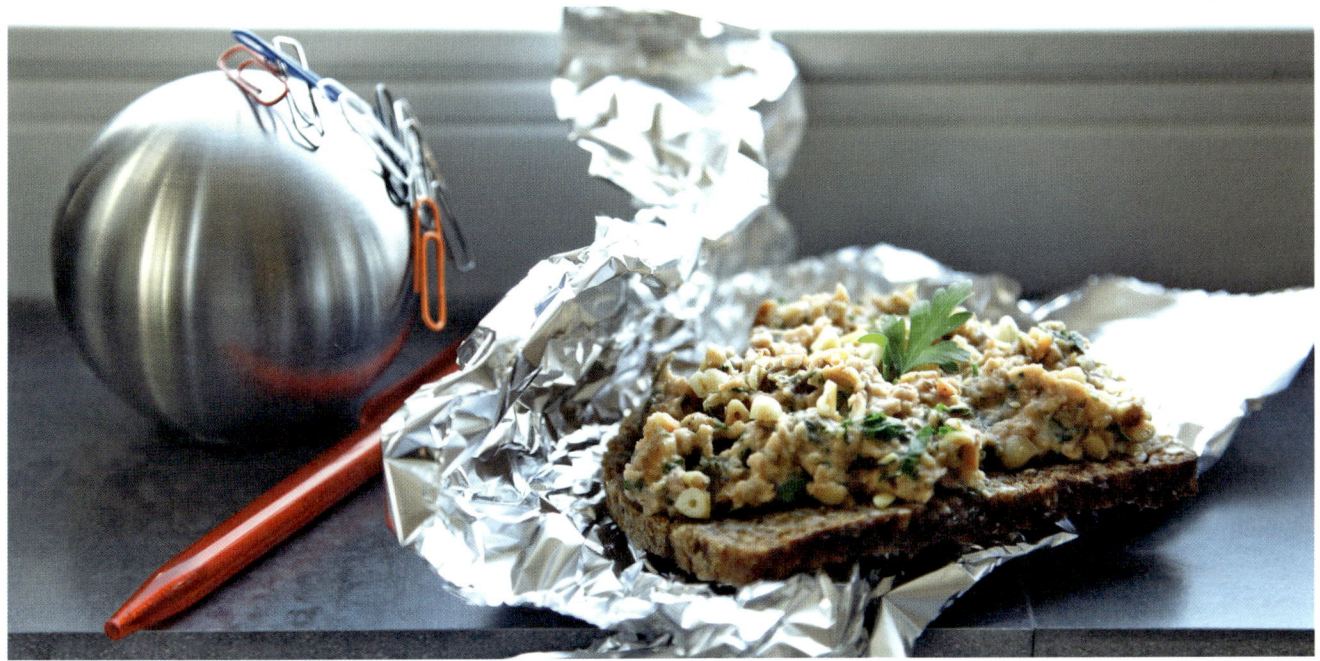

Orientalischer Mandelreissalat

Bringt Abwechslung auf den Tisch

▶ **Kohlenhydrate**

Für 1 Portion
Gelingt leicht ⊘ 20 Minuten
10 ganze Mandeln · 1 EL Rosinen · 70 g Parboiled Reis ·
Meersalz · 1 kleine Zwiebel · 1 kleiner, mürber Apfel ·
2 TL Butter · 1 Msp. Kardamom · 1 Msp. gemahlene
Nelke · 1 Msp. Anispulver · 1 TL Zimtpulver · 1 TL Kurkuma · 1 Zitronenabrieb (naturrein) · 1 kleine Banane

1. Die Mandeln in einer Pfanne goldgelb rösten. Die Rosinen mit kochendem Wasser übergießen, 5 Minuten
ziehen lassen, dann abgießen und beiseitestellen.

2. Den Reis in einen Topf geben, mit leicht gesalzenem
Wasser bedecken und bei schwacher Hitze 10 Minu-
ten köcheln lassen. Den Herd ausschalten und den
Reis weitere 10 Minuten quellen lassen.

3. Die Zwiebel und den Apfel schälen, fein würfeln und
in der Butter kurz dünsten. Den abgetropften Reis
untermischen und mit den Gewürzen und dem Salz
kräftig abschmecken.

4. Die Rosinen zusammen mit den Mandeln unter den
Reis rühren. Anschließend auskühlen lassen. Kurz vor
dem Verzehr die Banane schälen, in Scheiben schneiden und auf dem Mandelreissalat verteilen.

Rosinen-Reisbrei mit gebratenen Apfelstückchen

Schmeckt so lecker

▶ **Kohlenhydrate**

Für 1 Portion
Preisgünstig ⊘ 20 Minuten
70 g Rundkornreis · 1 EL Sahne · 2 EL Rosinen ·
1 kleiner mürber Apfel · 2 TL Butter · 100 g Joghurt ·
1 EL Schmand · einige Tropfen Stevia Fluid flüssig oder
2 TL Honig · 1 TL Zitronenabrieb (naturrein) ·
1 TL Zimtpulver

1. Den Reis zusammen mit der Sahne in einen Topf
geben, mit Wasser bedecken und bei schwacher Hitze
10 Minuten köcheln lassen. Den Herd ausschalten
und den Reis weitere 10 Minuten quellen lassen.

2. Die Rosinen mit kochendem Wasser übergießen,
5 Minuten ziehen lassen, dann abgießen und beiseitestellen.

3. Den Apfel waschen, vierteln, schälen, entkernen und
in kleine Würfel schneiden. Die Butter in einer
Pfanne schmelzen lassen und die Apfelwürfel darin
zart dünsten.

4. Den Joghurt mit Schmand verrühren und mit dem
abgetropften Reis vermischen. Apfelwürfel, Rosinen,
Stevia bzw. Honig und Zitronenabrieb unterrühren
und alles mit dem Zimt bestäuben. Gut gekühlt
servieren.

Hirsebrei mit Feigenstückchen

Genuss zum Löffeln

▶ Kohlenhydrate

Für 1 Portion
Gut vorzubereiten ⏱ 10 Minuten + 30 Minuten Quellzeit
50 g Hirse · 2 EL Rosinen · 1 Msp. Meersalz · ½ TL Kardamom · 2 EL Pinienkerne · 2 getrocknete Feigen · 1 EL Schmand · einige Tropfen Stevia Fluid flüssig oder 1 TL Honig · 1 TL Zimt

1. Die Hirse in ein Sieb geben und heiß abspülen. Anschließend in einen Topf geben, 200 Milliliter Wasser zugießen und einmal aufkochen lassen. Rosinen, Salz und Kardamom untermischen, dann von der Kochstelle nehmen und zugedeckt 25 bis 30 Minuten quellen lassen.

2. In der Zwischenzeit die Pinienkerne ohne Fett in einer beschichteten Pfanne hellbraun rösten. Die Feigen in kleine Stücke schneiden.

3. Wenn das Wasser der Hirse verdampft ist, Schmand und Stevia bzw. Honig unterrühren. Die Pinienkerne und Feigenstücke zugeben. Zum Mitnehmen den Hirsebrei in eine gut verschließbare Box geben und mit dem Zimt bestreuen.

Bulgur-Fenchelsalat mit Haselnüssen

Nicht nur für Vegetarier

▶ Kohlenhydrate

Für 1 Portion
Gelingt leicht ⏱ 20 Minuten
Meersalz · 75 g Bulgur · 1 kleiner Fenchel · 1 kleine Banane · 1 kleiner, mürber Apfel · 125 g Joghurt · 10 Haselnüsse · einige Tropfen Stevia Fluid flüssig oder 1 EL Obstdicksaft

1. 250 Milliliter leicht gesalzenes Wasser in einen Topf geben und einmal aufkochen lassen. Den Bulgur in eine Schüssel geben und mit dem kochendem Wasser überbrühen. Zugedeckt etwa 15 Minuten quellen lassen, bis die Flüssigkeit aufgesogen ist. Den Bulgur beiseitestellen und abkühlen lassen.

2. Den Fenchel waschen, putzen, halbieren, den Strunk keilförmig herausschneiden und in kleine Würfel schneiden. Etwas Fenchelgrün hacken und beiseitestellen.

3. Die Banane schälen und in Scheiben schneiden. Den Apfel waschen, vierteln, entkernen und klein würfeln.

4. Fenchel, Banane und Apfel mit Joghurt mischen. Die Nüsse und den Bulgur unterrühren. Mit Stevia bzw. Obstdicksaft süßen und mit Fenchelgrün bestreuen.

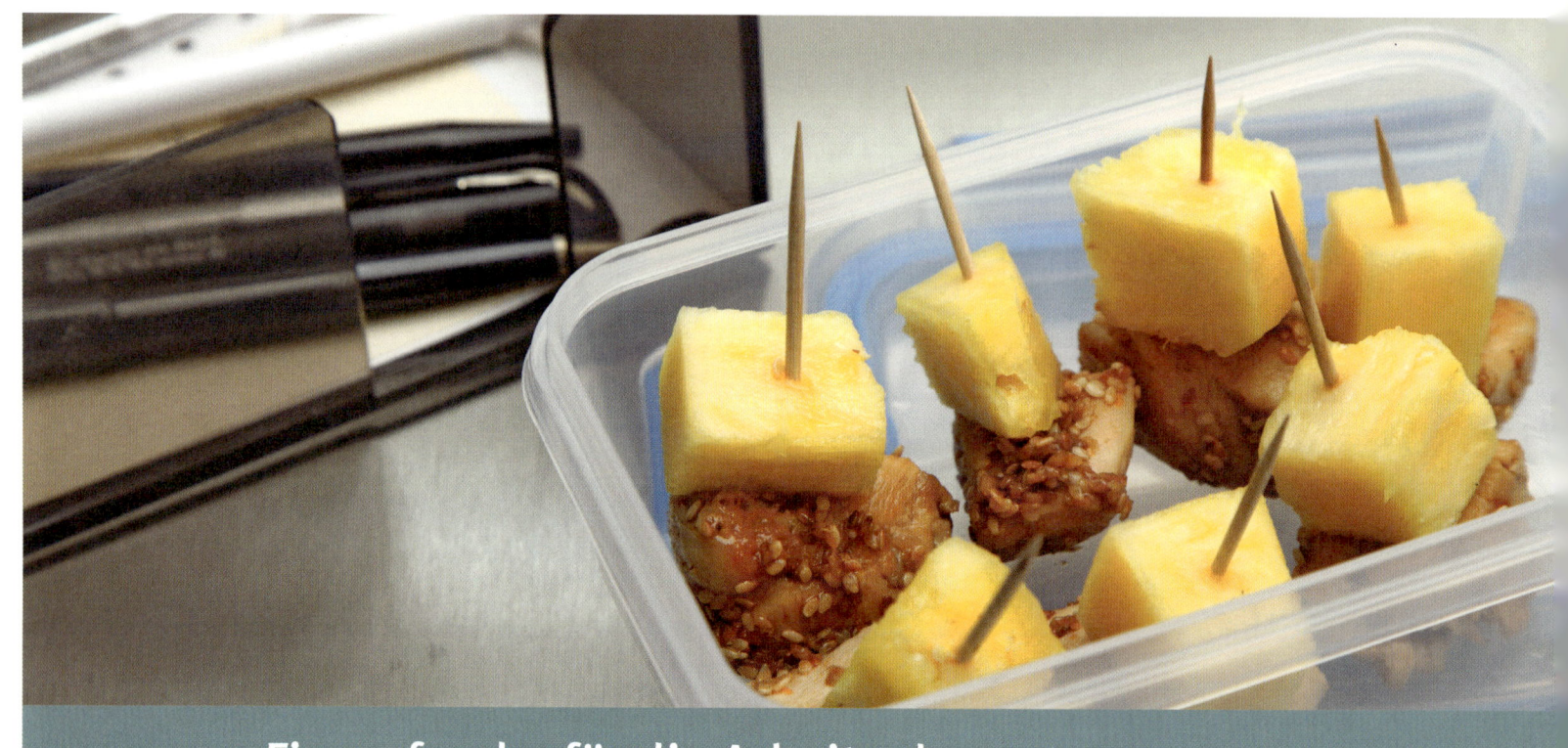

Fingerfood – für die Arbeit oder unterwegs

Wenn Sie am Arbeitsplatz keine Möglichkeit haben Teller, Messer und Gabel auszupacken, sondern Sie nur „aus der Hand" snacken können, dann sind Sie in diesem Teil meines Kochbuches richtig.

Ohne Messer, ohne Gabel – es gibt im Berufsleben Situationen, bei denen sich keine Gelegenheit ergibt, sein Frühstück oder Mittagessen auszupacken, um es in Ruhe genießen zu können. Da kommt Fingerfood gerade richtig. Inspiriert von spanischen Tapas, amerikanischen Appetizer oder asiatischen Dim Sum – die kleinen Häppchen zeichnen sich dadurch aus, dass sie ganz unkompliziert mit den Fingern gegessen werden können. Und sie passen, wenn man auf die richtigen Zutaten achtet, ideal in eine gesunde Ernährung hinein.

Auch eine Handvoll Nüsse, Rosinen, ein Stück Obst oder Rohkost helfen über den kleinen Hunger hinweg.

Ebenso sind gekochte Eier, kleine Fleischbällchen, ein Stück Hähnchen- oder Bratenfleisch, Wurst- oder Käsewürfel problemlos mitzunehmen. Vergessen Sie nicht, eine Serviette mit einzupacken.

Trinken nicht vergessen

Trotz Arbeitshektik sollten Sie immer die Möglichkeit haben, ausreichend Flüssigkeiten zu sich zu nehmen. Trinken Sie, auch wenn Sie keinen Durst haben. Denn wenn der Körper Durst meldet, handelt es sich bereits um ein Warnsignal des Körpers, dass ein Defizit besteht.

Am besten ist natürlich Wasser. Aber auch Früchtetees oder verdünnte Obstsäfte sind zu empfehlen und sorgen für Abwechslung. Vermeiden Sie Getränke, die Zucker oder Zuckeraustauschstoffe enthalten, wie Limonaden, Cola- und Light-Getränke.

Kaffee und schwarzer Tee können Sie mit etwas Kaffeesahne in Maßen genießen. Zum Süßen bietet sich Stevia flüssig oder Stevia Taps an.

Alkohol hat Einfluss auf den Blutzuckerspiegel. Besonders Bier lässt aufgrund der Maltose den Blutzucker rasch ansteigen, regt dementsprechend die Insulinproduktion an und verursacht ein bis zwei Stunden nach dem Genuss einen kräftigen Hunger. Alles zusammen fördert den Fettaufbau und die

> ## WISSEN
>
> ### Schlüsselrolle Insulin
>
> Eine Unterzuckerung des Blutes (Hypoglykämie) kann im Körper eine verhängnisvolle Kettenreaktion in Gang setzen. Ist zu wenig Blutzucker vorhanden, reagiert der Körper mit Nervosität und Unkonzentriertheit. Man wird ungeduldig, vielleicht auch hektisch – und natürlich heißhungrig. Da dieser Heißhunger sich vor allem auf Zucker richtet, ist der Griff zu Süßigkeiten vorprogrammiert. Doch meist bleibt es nicht bei einem Schokoriegel und man isst die ganze Tafel auf. Diese plötzliche Überzuckerung des Blutes (Hyperglykämie) hat zur Folge, dass die Bauchspeicheldrüse vermehrt Insulin produzieren muss. Insulin bewirkt eine rasche Senkung des Blutzuckerspiegels; es nimmt – einfach gesagt – die Zuckerstoffe aus dem Blut, bildet daraus Fettsäuren und lagert diese dann in den Fettzellen ein. Die Konsequenz der raschen Blutzuckersenkung ist, dass das Blut, die Nerven und das Gehirn unterversorgt sind und nun unerbittlich das Signal „Hunger" gesendet wird. Ein Teufelskreis beginnt.

Fettspeicherung in der Hüftgegend und lässt den Bierbauch wachsen. Ein Gläschen trockener Wein ist hier weniger gefährlich, doch sollte auch dieser nur ab und zu getrunken werden. Hin und wieder darf es auch ein klares Schnäpschen sein.

Was ist Stevia?

Stevia, zu deutsch Süßkraut, ist eine Pflanze aus Südamerika, die schon seit Jahrhunderten von den Ureinwohnern als Süßmittel für Speisen und Getränken sowie für medizinische Zwecke verwendet wird. Die enorme Süßkraft der Stevia-Pflanze liegt in einem komplexen Molekül mit dem Namen „Steviosid". Stevia-Blätter süßen 10- bis 30-mal stärker als Zucker und die Extrakte der Pflanze können sogar die 300-fache Süßkraft von raffiniertem Zucker erreichen. Und alles ohne Kohlenhydrate und ohne Kalorien. So erhöht Stevia auch nicht den Blutzuckerspiegel ungünstig. Ein Segen für Übergewichtige, Diabetiker und Menschen, die unter Krebs, Neurodermitis, Darmpilzen oder Magenproblemen leiden.

Die Bezugsadresse von Stevia GrooVia finden Sie auf Seite 118.

Hackklößchen im Schinkenmantel

Einfach gut

▶ **Eiweiß**

Für 1 Portion
Geht schnell ⊙ 20 Minuten
150 g Hackfleisch vom Rind · Kräutersalz · Pfeffer ·
1 TL Paprikapulver · 1 TL getrockneter Majoran ·
35 g roher Schinken, dünn geschnitten (z. B. Rinder-,
Hirsch- oder Lammschinken) · 1 EL Öl

1. Das Hackfleisch mit Salz, Pfeffer, Paprikapulver und Majoran würzen. Aus dem Teig kleine, längliche Hackbällchen formen.

2. Den Schinken in 4 cm breite Streifen schneiden und die Hackbällchen damit umwickeln.

3. Das Öl in einer Pfanne erhitzen, die Hackbällchen darin bei mittlerer Hitze in 10 Minuten rundherum braun braten, dann auskühlen lassen.

Hühnerbrusthäppchen in Sesam-Sauce

Leckerbissen mit asiatischem Flair

▶ **Eiweiß**

Für 1 Portion
Gut vorzubereiten ⊙ 20 Minuten
150 g Hähnchenbrustfilet · 1 EL Öl · Pfeffer · Meersalz ·
2 EL Sesamsamen · 1 kleines Stück Ingwer ·
2 EL Sojasauce · 1 EL Zitronensaft · 1 TL Orangenschale · ½ TL Honig · 2 Scheiben frische Ananas

1. Das Fleisch kurz waschen, mit Küchenpapier trocken tupfen, dann in mundgerechte Würfel schneiden. Das Öl erhitzen und das vorbereitete Fleisch unter Rühren von allen Seiten braun braten. Mit Pfeffer und Salz würzen.

2. Für die Sauce den Ingwer schälen und fein hacken. Den Sesamsamen in einer beschichteten Pfanne ohne Fett 3 bis 4 Minuten rösten. Anschließend zusammen mit dem Ingwer in einen Mörser geben und zerstoßen. Den zerstoßenen Sesam mit Sojasauce, Zitronensaft, Orangenschale und Honig in eine Schüssel geben und gut miteinander verrühren.

3. Die gebratenen Fleischstücke in der Sauce marinieren. Die Ananas in kleine Stücke schneiden. Auf jedes Fleischstück ein kleines Stück Ananas geben und mit einem Zahnstocher befestigen. Die Hühnerbrust-häppchen warm oder kalt servieren.

Pikant gewürzte Soleier

Mögen auch die Kollegen

▶ **Eiweiß**

Für 3 Portionen
Preisgünstig ⊙ 20 Minuten + 2 Tage zum Durchziehen
6 Eier · 1 Zwiebel · 1 Chilischote · 10 Pfefferkörner ·
1 Lorbeerblatt · 5 Wacholderbeeren · 2 TL Senfkörner ·
1 EL Meersalz · 1 Stück Zitronenschale (naturrein) ·
2 Zweige Dill

1. Die Eier in 10 Minuten hart kochen und abschrecken.

2. Für den Gewürzsud die ungeschälte Zwiebel halbieren und in einer Pfanne ohne Fett, mit der Schnittstelle nach unten, hellbraun braten. Einen ¾ Liter Wasser zusammen mit den Zwiebelhälften, Gewürzen und Salz in einen Topf geben und einmal kurz aufkochen. Danach den Sud abkühlen lassen.

3. Die Eier schälen und in ein Einmachglas legen. Mit dem abgekühlten Sud, inklusive der Gewürze, übergießen. Die Zitronenschale und den frischen Dill zugeben und zugedeckt im Kühlschrank etwa 36 bis 48 Stunden ziehen lassen.

Tipp

Soleier sind etwa 5 Tage haltbar. Zum Essen die Eier der Länge nach halbieren. Die Eigelbe vorsichtig herausheben und in die Eiweißhälften etwas Senf, Pfeffer und Salz hineingeben. Die Eigelbe mit der Wölbung nach oben auf die Eiweißhälften legen.

Zucchini-Tortilla

Eiweißreich genießen

▶ **Eiweiß**

Für 1 Portion
Geht schnell ⊙ 15 Minuten
1 kleine Zucchini · 1 EL Olivenöl · Meersalz · Pfeffer ·
1 TL Oregano · 2 große Eier · 1 EL Mineralwasser

1. Stielansatz der Zucchini entfernen und in etwa ½ cm dicke Scheiben schneiden. Öl in einer Pfanne (18 cm Durchmesser) erhitzen, Zucchinischeiben hinzufügen, mit Salz, Pfeffer und Oregano würzen. Bei starker Hitze unter Wenden garen.

2. Eier trennen. Eigelbe in eine Schüssel geben und mit Mineralwasser und Salz schaumig schlagen. Eiweiße leicht salzen, sehr steif schlagen und vorsichtig unter die Eigelbe heben.

3. Die geschlagenen Eier über die Zucchinischeiben gießen. Die Pfanne mehrmals kurz rütteln, damit nichts anbäckt. Mit einem Deckel abdecken und die Tortilla auf kleinster Stufe langsam stocken lassen.

4. Nach dem Abkühlen in mundgerechte Stücke schneiden und mit Cocktailspießen servieren.

Tipp

Tortilla isst man in Spanien warm oder kalt – ideal zum Mitnehmen.

Gefüllte Minitomaten mit Thunfisch-Creme

Eine kleine Köstlichkeit

▶ **Eiweiß**

Für 10 Kirschtomaten
Gelingt leicht ⊙ 20 Minuten
3–4 Basilikumblättchen · 100 g Thunfisch · 5 EL Frischkäse · 1 EL fein geriebener Parmesankäse · 10 größere Kirschtomaten

1. Die Basilikumblättchen waschen, trocknen und sehr fein hacken.

2. Für die Creme Thunfisch zusammen mit Frischkäse mit einer Gabel fein zerdrücken. Parmesankäse und die gehackten Basilikumblättchen unterrühren.

3. Die Tomaten waschen, jeweils den Deckel abschneiden und die Kerne mit einem Löffel vorsichtig entfernen. Die Thunfischcreme in einen Gefrierbeutel geben, eine Ecke davon abschneiden, sodass eine Spritztülle entsteht. Die Creme in die Tomaten spritzen und den Deckel wieder aufsetzen.

Tipp

Zum Mitnehmen die gefüllten Tomaten in eine gut verschließbare Box setzen und kühl aufbewahren.

Gebratene Lachsbällchen mit Zitronensauce

Die klassische Köstlichkeit

▶ **Eiweiß**

Für 1 Portion
Gut vorzubereiten ⊙ 20 Minuten
einige Zweige Dill · 200 g frisches Lachsfilet · 2 Scheiben gebeizter Lachs · Pfeffer · Meersalz · 1 TL Öl · 1 EL Zitronensaft · 75 g griechischer Joghurt · Kräutersalz

1. Den Dill waschen, trocken schütteln und fein hacken. Den frischen Lachs abbrausen, mit Küchenpapier trocken tupfen und eventuelle Gräten entfernen. Den frischen und den gebeizten Lachs sehr fein hacken.

2. Beide Lachssorten miteinander mischen, mit Pfeffer und Salz würzen und den gehackten Dill untermischen. Aus dem Teig kleine Bällchen formen. Das Öl in der Pfanne erhitzen und die Lachsbällchen darin rundum knusprig braten.

3. Zitronensaft mit Joghurt verrühren und mit dem Kräutersalz fein würzen.

Tipp

Zum Mitnehmen die Lachsbällchen zusammen mit der Zitronensauce in eine gut verschließbare Box geben. Mit Cocktailspießen servieren.

▶ Gefüllte Minitomaten mit Thunfisch-Creme

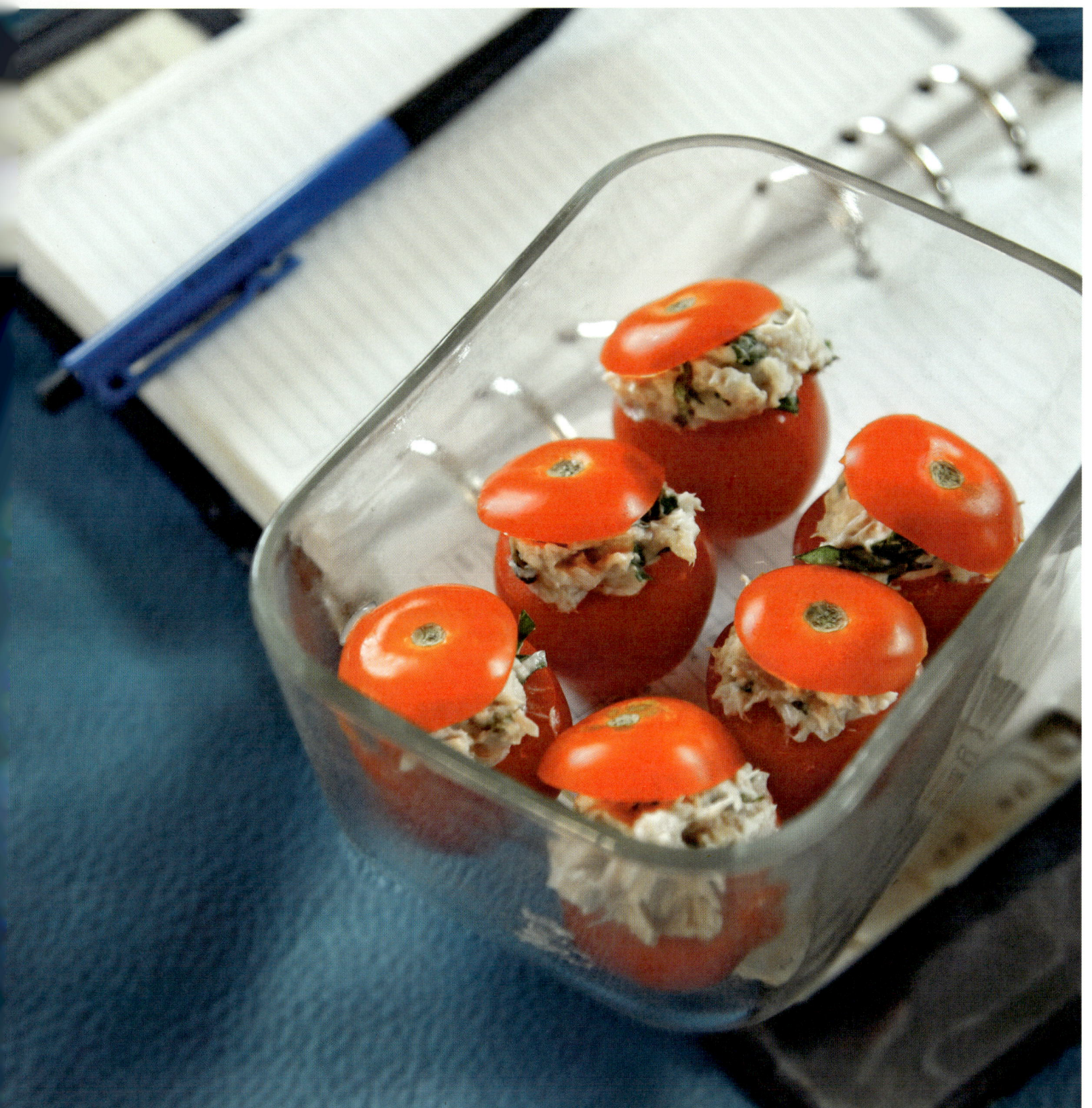

Pikante Sesam-Käsestangen

Schmecken köstlich

▶ **Kohlenhydrate**

Für 40 Stück
Braucht etwas mehr Zeit
⏱ 30 Minuten + 10 Minuten Backzeit
250 g feines Dinkelvollkornmehl · 4 TL Weinstein-Backpulver · 1 TL gekörnte Gemüsebrühe · 120 g kalte Butter · 4 leicht gehäufte EL Quark (20 % Fett i.Tr.) · 100 g geriebener Greyerzer Käse · 4 EL Sesam zum Bestreuen

1. Das Mehl mit dem Backpulver und der Gemüsebrühe mischen. Die Butter in Stücke schneiden und zusammen mit Quark und Käseraspeln zum Mehl geben. Alles rasch zu einem geschmeidigen Teig verkneten. Den Backofen auf 175 °C vorheizen.

2. Den Teig in 40 gleich große Stücke teilen und auf einer bemehlten Arbeitsfläche nacheinander zu etwa 10 cm langen Stangen rollen. Diese im Sesam wenden und leicht andrücken.

3. Die Sesam-Käsestangen auf ein mit Backpapier ausgelegtes Backblech legen und im Backofen 8 bis 10 Minuten backen. Warm oder kalt servieren.

Kräuter-Brottürmchen mit Salami

Der ideale Snack

▶ **Kohlenhydrate**

Für 1 Portion
Geht schnell ⏱ 10 Minuten
1 kleines Bund frische Kräuter · 1 kleine Möhre · 2 Scheiben feines Vollkornbrot (dünn geschnitten, ohne Rinde) · 4 EL Ziegenfrischkäse · 1 Scheibe Graubrot (dünn geschnitten, ohne Rinde) · 4 Scheiben Geflügel- oder Rindersalami · 12 Kirschtomaten

1. Die Kräuter waschen, trocken schütteln und fein hacken. Die Möhre schälen und fein raspeln.

2. Eine Vollkornbrotscheibe mit 1 Esslöffel Ziegenfrischkäse bestreichen und mit den Kräutern belegen. Das Graubrot von beiden Seiten mit je einem Esslöffel Ziegenfrischkäse bestreichen und auf die Vollkornbrotscheibe legen. Die fein geraspelten Möhren gleichmäßig darauf verteilen und mit Salamischeiben belegen.

3. Zum Abschluss die zweite Vollkornbrotscheibe mit dem restlichen Ziegenfrischkäse bestreichen und auf die Salamischeiben legen. Mit einem scharfen Messer die Brote in gleich große Türmchen schneiden. Mit einem Zahnstocher je eine kleine Kirschtomate auf die Türmchen stecken.

▶ Kräuter-Brottürmchen
mit Salami

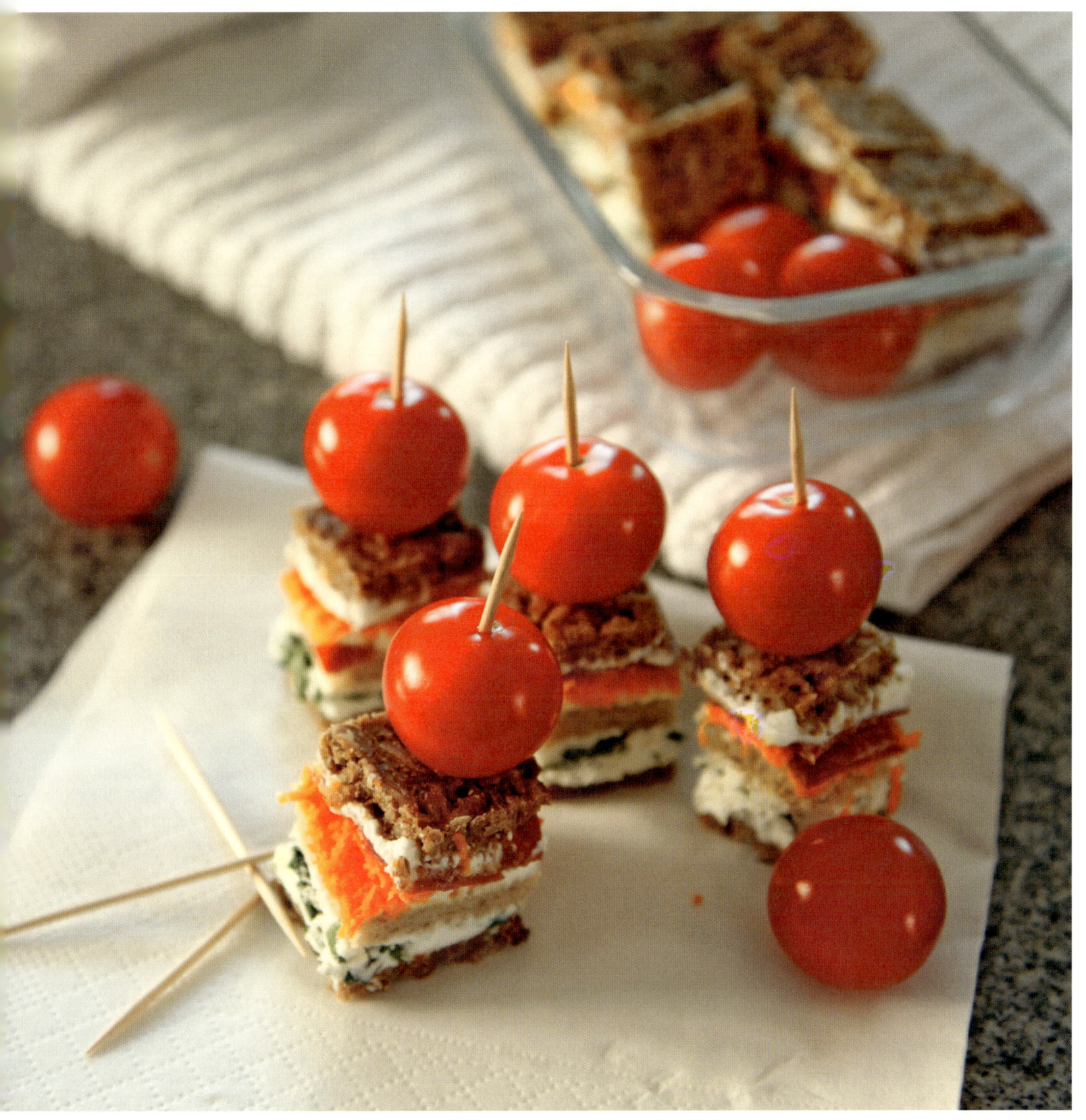

Marzipankartoffeln
Schmecken köstlich

▶ **Kohlenhydrate**

Für 40 Stück
Braucht etwas mehr Zeit ⊙ 45 Minuten +
30 Minuten zum Trocknen + 5–6 Minuten Backzeit
180 g Mandeln oder 150 g Mandelmehl · 120 g fester
Honig (z. B. Rapshonig) · 10 Tropfen Bittermandelöl ·
1 EL Rosenwasser · 1–2 EL Kakao (stark entölt)

1. Die Mandeln in kochendes Wasser geben und einmal kurz aufkochen lassen. In ein Sieb geben und mit kaltem Wasser abspülen. Dann die Mandeln aus den Häutchen drücken.

2. Die Mandelkerne auf ein Backblech legen und im Backofen bei 50 °C etwa 20 bis 30 Minuten trocknen. Anschließend die Mandeln fein reiben. Schneller geht es, wenn Sie 150 g fertig gemahlenes Mandelmehl kaufen.

3. Das Mandelmehl mit Honig, Bittermandelöl und Rosenwasser gut verkneten. Den Backofen auf 175 °C vorheizen.

4. Mit einem Teelöffel kirschgroße Stücke abstechen und zwischen den Handflächen zu Kugeln formen. Die Marzipankugeln auf ein mit Backpapier ausgelegtes Backblech legen und im Backofen 5 bis 6 Minuten backen. Dann aus dem Ofen nehmen, abkühlen lassen und in Kakao wälzen. In kleinen Papiermanschetten servieren.

Choco-Cookies
Lust auf mehr

▶ **Kohlenhydrate**

Für 40 Stück
Gelingt leicht ⊙ 20 Minuten +
15 Minuten Kühlzeit + 15 Minuten Backzeit
80 g weiche Butter · 60 g flüssiger Honig · 1 Msp. Meersalz · 1 Eigelb · 125 g Joghurt · 80 g dunkle Schokoladenstückchen (70 % Kakaoanteil) · 60 g grob gehackte Haselnüsse · 125 g feines Dinkelvollkornmehl ·
50 g Haferflocken

1. Die Butter zusammen mit Honig, Salz und Eigelb cremig schlagen. Joghurt zugeben und alles zu einem glatten Teig verrühren.

2. Die Schokoladenstückchen mit Haselnüssen, Mehl und Haferflocken mischen und unter die Creme rühren. Den Teig 15 Minuten kalt stellen.

3. Den Backofen auf 180 °C vorheizen. Mit leicht bemehlten Händen den Teig zu Rollen von etwa 4 cm Durchmesser formen. Von den Rollen knapp fingerdicke Scheiben abschneiden und diese eventuell noch etwas nachformen. Die Cookies auf ein mit Backpapier ausgelegtes Backblech legen. Im Backofen etwa 12 bis 15 Minuten backen. Auf einem Kuchengitter auskühlen lassen.

TIPP
In einer gut schließenden Dose können die Cookies etwa 2 Wochen aufbewahrt werden.

116

Aprikosen-Mandelhäufchen

Einfach raffiniert

▶ ## Kohlenhydrate

Für 40 Stück
Gut vorzubereiten
🕑 30 Minuten + 12 Minuten Backzeit
100 ml Sahne · 50 g Butter · 80 g Honig · Meersalz ·
1 EL Zitronenabrieb (naturrein) · 150 g getrocknete
Aprikosen (ungeschwefelt) · 150 g Mandelblättchen

1. Die Sahne zusammen mit Butter, Honig, Salz und Zitronenabrieb in einen Topf geben und unter häufigem Rühren einkochen lassen, bis die Masse leicht dicklich ist.

2. Die Aprikosen in kleine Stücke schneiden, zusammen mit den Mandelblättchen zur Sahnecreme geben und gut vermischen. Anschließend leicht abkühlen lassen. Den Backofen auf 160 °C vorheizen.

3. Mit zwei Teelöffeln kleine Häufchen abstechen und diese auf ein mit Backpapier ausgelegtes Backblech legen. Im Backofen etwa 10 bis 12 Minuten hellbraun backen. Auf dem Blech erkalten lassen. Gut gekühlt aufbewahren.

Kleine Nusshörnchen

Mit Liebe gebacken

▶ ## Kohlenhydrate

Für 60 Stück
Braucht etwas mehr Zeit 🕑 30 Minuten
+ 30 Minuten Kühlzeit + 12 Minuten Backzeit
100 g Haselnüsse · 150 g flüssiger Honig ·
125 g weiche Butter · 50 g Joghurt · einige Tropfen
Bittermandelöl · 225 g Dinkelvollkornmehl ·
100 g fein geriebene Mandeln

1. Die Haselnüsse in einen Gefrierbeutel geben und mit einem Fleischklopfer mittelgrob zerkleinern.

2. Den Honig mit Butter cremig verrühren. Joghurt, Haselnüsse und Bittermandelöl untermischen. Das Mehl und die fein geriebenen Mandeln esslöffelweise zugeben und kräftig miteinander verkneten. Den Teig zugedeckt im Kühlschrank etwa 30 Minuten ruhen lassen.

3. Den Backofen auf 180 °C vorheizen. Mit leicht bemehlten Händen aus dem Teig kleine Hörnchen formen und auf ein mit Backpapier ausgelegtes Backblech legen. Im Ofen in etwa 10 bis 12 Minuten hellbraun backen. Nach Belieben mit etwas geschmolzener Schokolade verzieren.

Stichwortverzeichnis

Stevia-Produkte erhalten Sie über:
Peter Grosser
MEDHERBs
Aunelstr. 70
D-65199 Wiesbaden

Fon 0049 611 / 8 46 00 15
Fax 0049 611 / 2 04 69 00
E-Mail: info@medherbs.de
www.medherbs.de

Rezeptregister

Bibliografische Information
der Deutschen Nationalbibliothek
Die Deutsche Nationalbibliothek verzeichnet
diese Publikation in der Deutschen National-
bibliografie; detaillierte bibliografische Daten
sind im Internet über
http://dnb.d-nb.de abrufbar.

Programmplanung: Uta Spieldiener

Redaktion: Ursula Brunn-Steiner
Bildredaktion: Christoph Frick

Umschlaggestaltung und Layout:
CYCLUS · Visuelle Kommunikation, Stuttgart

Umschlagfoto vorn: Meike Bergmann, Berlin
Umschlagfotos hinten: Chris Meier, Stuttgart
Fotos im Innenteil: Jose Guillen, Spanien:
S. 2, 6, 14; Meike Bergmann, Berlin: S. 3;
Chris Meier, Stuttgart: 4, 20, 21, 22, 23,
26, 31, 34, 37, 40, 44, 47, 51, 54, 59, 61,
65, 69, 71, 75, 76, 81, 85, 89, 92, 95, 99,
100, 103, 105, 108, 113, 115; plainpicture/
Lubitz+Dorner: S. 5, 8, 10, 24

Das Rezept zum Coverfoto finden Sie auf
S. 78

© 2013 TRIAS Verlag in MVS Medizinverlage
Stuttgart GmbH & Co. KG
Oswald-Hesse-Straße 50, 70469 Stuttgart

Printed in Germany
Satz/Repro: kaltner verlagsmedien GmbH,
Bobingen
gesetzt in: InDesign CS5
Druck: AZ Druck und Datentecknik GmbH,
Kempten

Gedruckt auf chlorfrei gebleichtem Papier

ISBN 978-3-8304-6447-1   1 2 3 4 5 6

Auch erhältlich als E-Book:
eISBN (PDF) 978-3-8304-6448-8
eISBN (ePub) 978-3-8304-6449-5

Besuchen Sie uns auf facebook!
www.facebook.com/
gesundeernaehrungtrias

Wichtiger Hinweis: Wie jede Wissenschaft ist
die Medizin ständigen Entwicklungen unter-
worfen. Forschung und klinische Erfahrung
erweitern unsere Erkenntnisse, insbesondere
was Behandlung und medikamentöse The-
rapie anbelangt. Soweit in diesem Werk eine
Dosierung oder eine Applikation erwähnt
wird oder Ratschläge und Empfehlungen
gegeben werden, darf der Leser zwar darauf
vertrauen, dass Autoren, Herausgeber und
Verlag große Sorgfalt darauf verwandt haben,
dass diese Angaben dem Wissensstand bei
Fertigstellung des Werkes entsprechen, je-
doch kann eine Garantie nicht übernommen
werden. Eine Haftung des Autors, des Verlags
oder seiner Beauftragten für Personen-, Sach-
oder Vermögensschäden ist ausgeschlossen.

Geschützte Warennamen (Warenzeichen)
werden nicht besonders kenntlich gemacht.
Aus dem Fehlen eines solchen Hinweises
kann also nicht geschlossen werden, dass es
sich um einen freien Warennamen handelt.

Das Werk, einschließlich aller seiner Teile, ist
urheberrechtlich geschützt. Jede Verwer-
tung außerhalb der engen Grenzen des
Urheberrechtsgesetzes ist ohne Zustimmung
des Verlags unzulässig und strafbar. Das
gilt insbesondere für Vervielfältigungen,
Übersetzungen, Mikroverfilmungen und die
Einspeicherung und Verarbeitung in elektro-
nischen Systemen.

SERVICE

Liebe Leserin, lieber Leser,

hat Ihnen dieses Buch weitergeholfen? Für Anregungen, Kritik, aber
auch für Lob sind wir offen. So können wir in Zukunft noch besser auf
Ihre Wünsche eingehen. Schreiben Sie uns, denn Ihre Meinung zählt!

Ihr TRIAS Verlag
E-Mail Leserservice: heike.schmid@medizinverlage.de
Lektorat TRIAS Verlag, Postfach 30 05 04, 70445 Stuttgart,
Fax: 0711 89 31-748

Noch mehr Trennkost von Ursula Summ

▸ **ERFOLGSREZEPT TRENNKOST**

Die Trennkost-Päpstin Ursula Summ weiß, wie genussvolles Abnehmen funktioniert – ihre Erfolgsmethode gehört seit vielen Jahren zu den Dauerbrennern unter den Diäten.

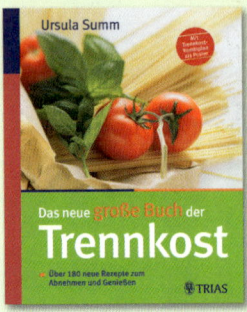

Die Trennkost-Bibel

Das neue große Buch der Trennkost
€ 19,95 [D] / € 20,60 [A] / CHF 34,90
ISBN 978-3-8304-3666-9

Titel auch als E-Book

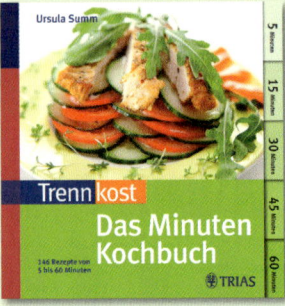

Trennkost für jedes Zeitbudget

Trennkost: Das Minuten-Kochbuch
€ 17,95 [D] / € 18,50 [A] / CHF 33,–
ISBN 978-3-8304-3871-7

Titel auch als E-Book

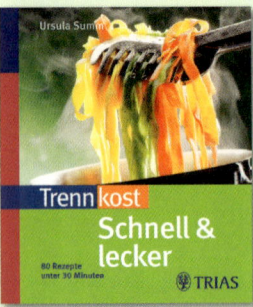

Die Turbo-Trennkost Teil 1

Trennkost schnell und lecker
€ 9,99 [D] / € 10,30 [A] / CHF 14,–
ISBN 978-3-8304-3951-6

Titel auch als E-Book

www.trias-verlag.de

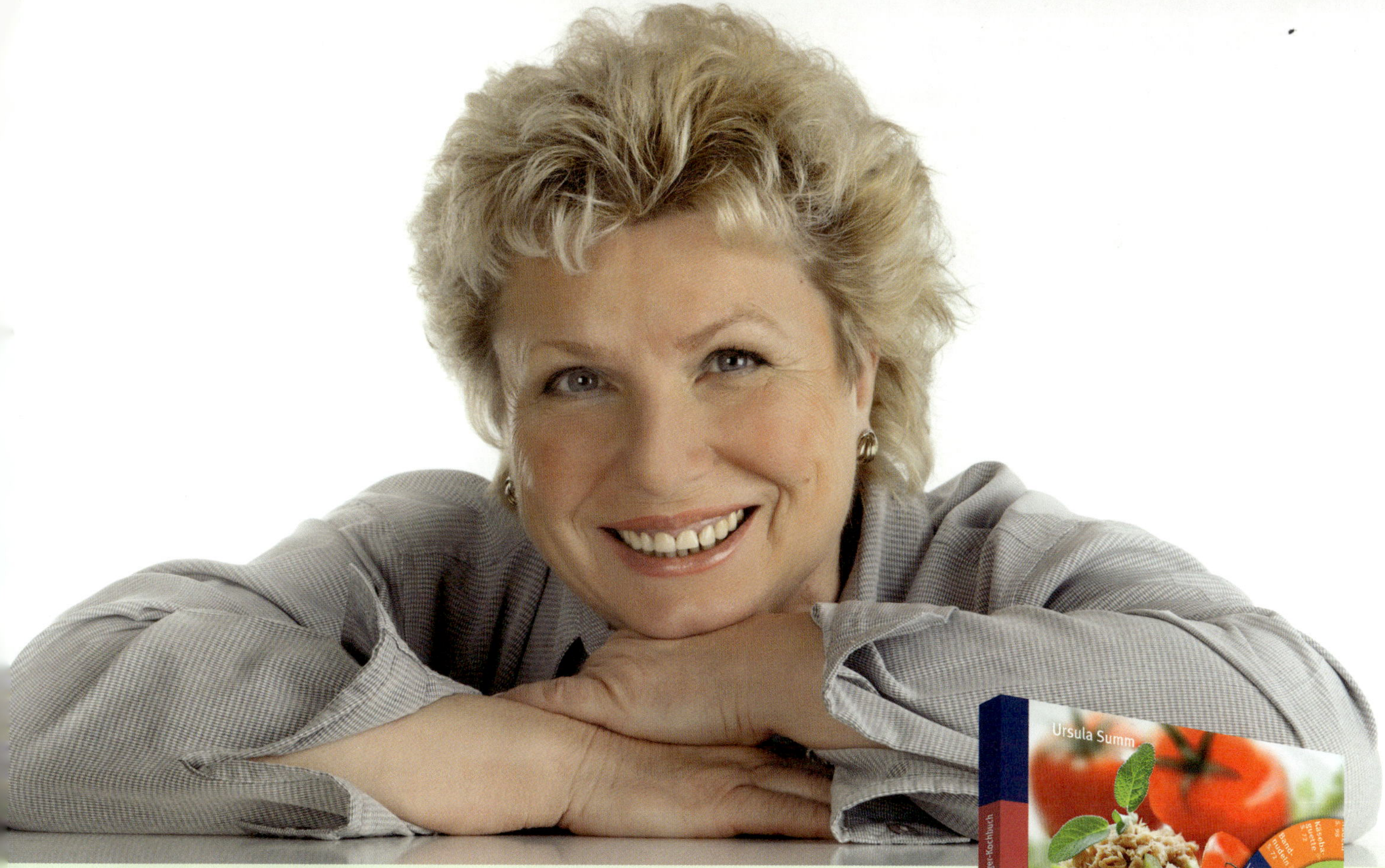

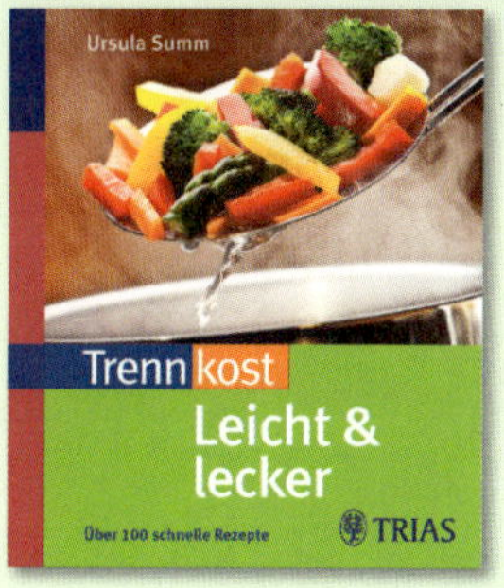

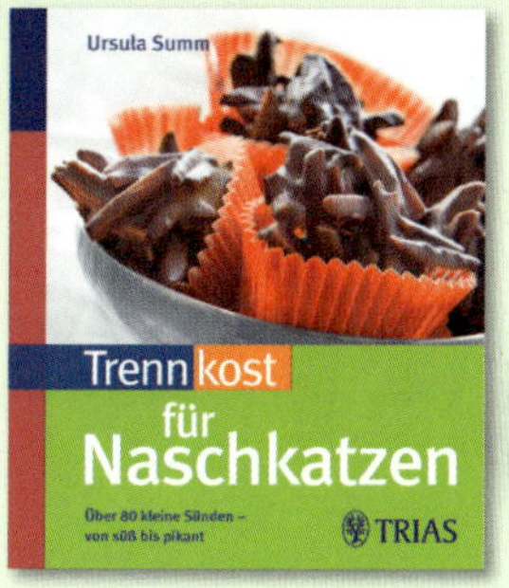

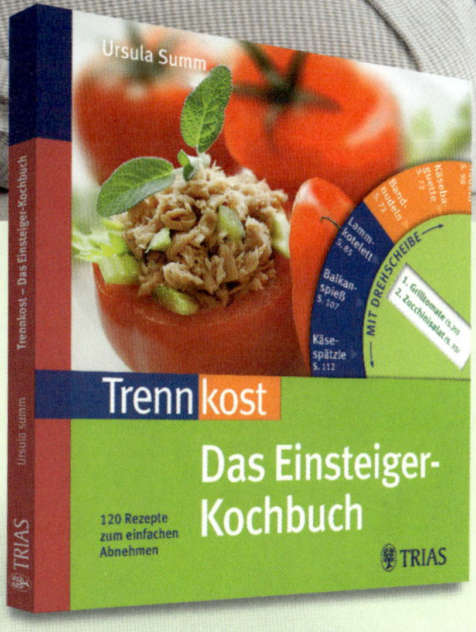

Turbo-Trennkost Teil 2

Trennkost leicht und lecker
€ 9,99 [D] / € 10,30 [A] / CHF 14,–
ISBN 978-3-8304-6081-7

Titel auch als E-Book

Endlich: Naschen erlaubt

Trennkost für Naschkatzen
€ 9,99 [D] / € 10,30 [A] / CHF 14,–
ISBN 978-3-8304-6051-0

Titel auch als E-Book

Für Einsteiger

Trennkost: Das Einsteiger-Kochbuch
€ 17,95 [D] / / € 18,50 [A] / CHF 33,–
ISBN 978-3-8304-3829-8

Titel auch als E-Book

Wissen, was gut tut. 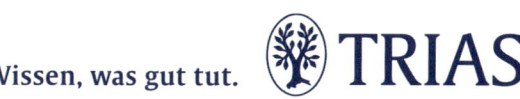 TRIAS

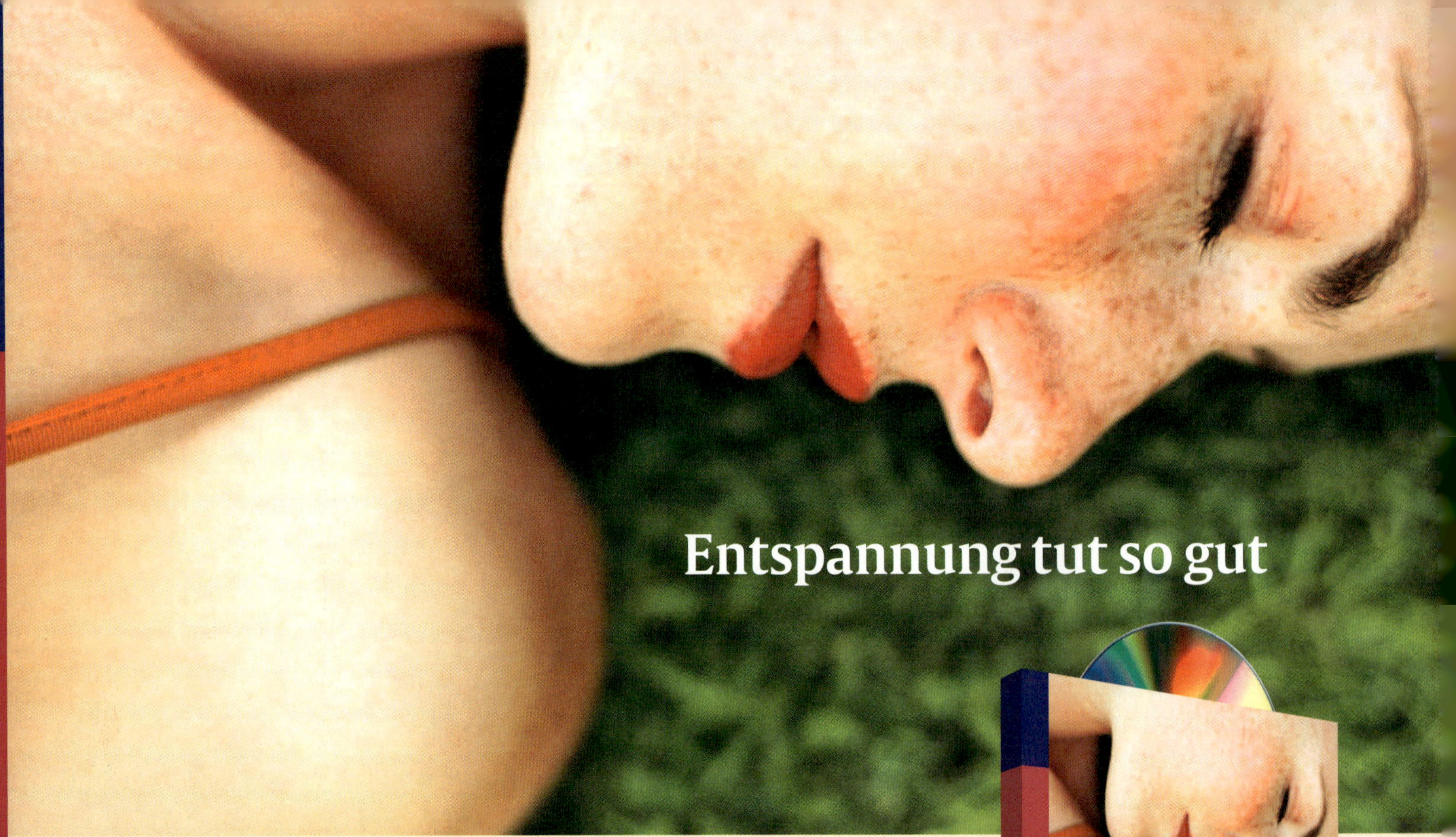

Entspannung tut so gut

▶ **HÖRBÜCHER VON TRIAS**

Haben Sie zu viel um die Ohren, zu wenig Zeit für sich selbst und sogar die Freizeit wird vor lauter Hektik zum Stress? Dann gönnen Sie Ihrem Körper die nötige Erholung und geben Sie Ihrer Seele eine Auszeit. Ob Feldenkrais, Autogenes Training oder Progressive Relaxation – mit den Hörbüchern von TRIAS gilt: Einlegen, zuhören, entspannen!

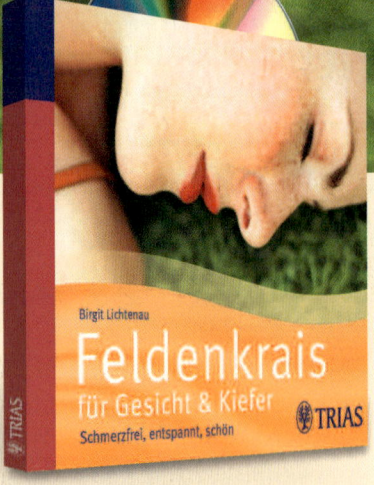

Birgit Lichtenau
Feldenkrais für Gesicht und Kiefer
€ 14,99 [D] / € 14,99 [A] / CHF 21,–
ISBN 978-3-8304-6042-8

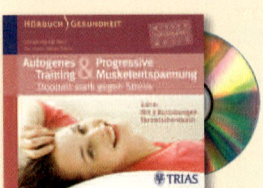

Claus Derra
Autogenes Training und Progressive Muskelentspannung
0€ 14,95 [D] / € 14,95 [A] / CHF 27,50
ISBN 978-3-8304-3375-0

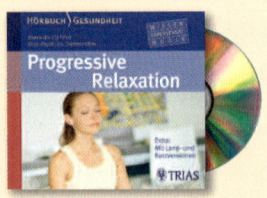

Dietmar Ohm
Stressfrei durch Progressive Relaxation
€ 14,95 [D] / € 14,95 [A] / CHF 27,50
ISBN 978-3-8304-34061

www.trias-verlag.de

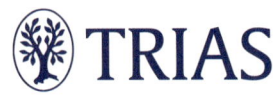

Wissen, was gut tut. **TRIAS**

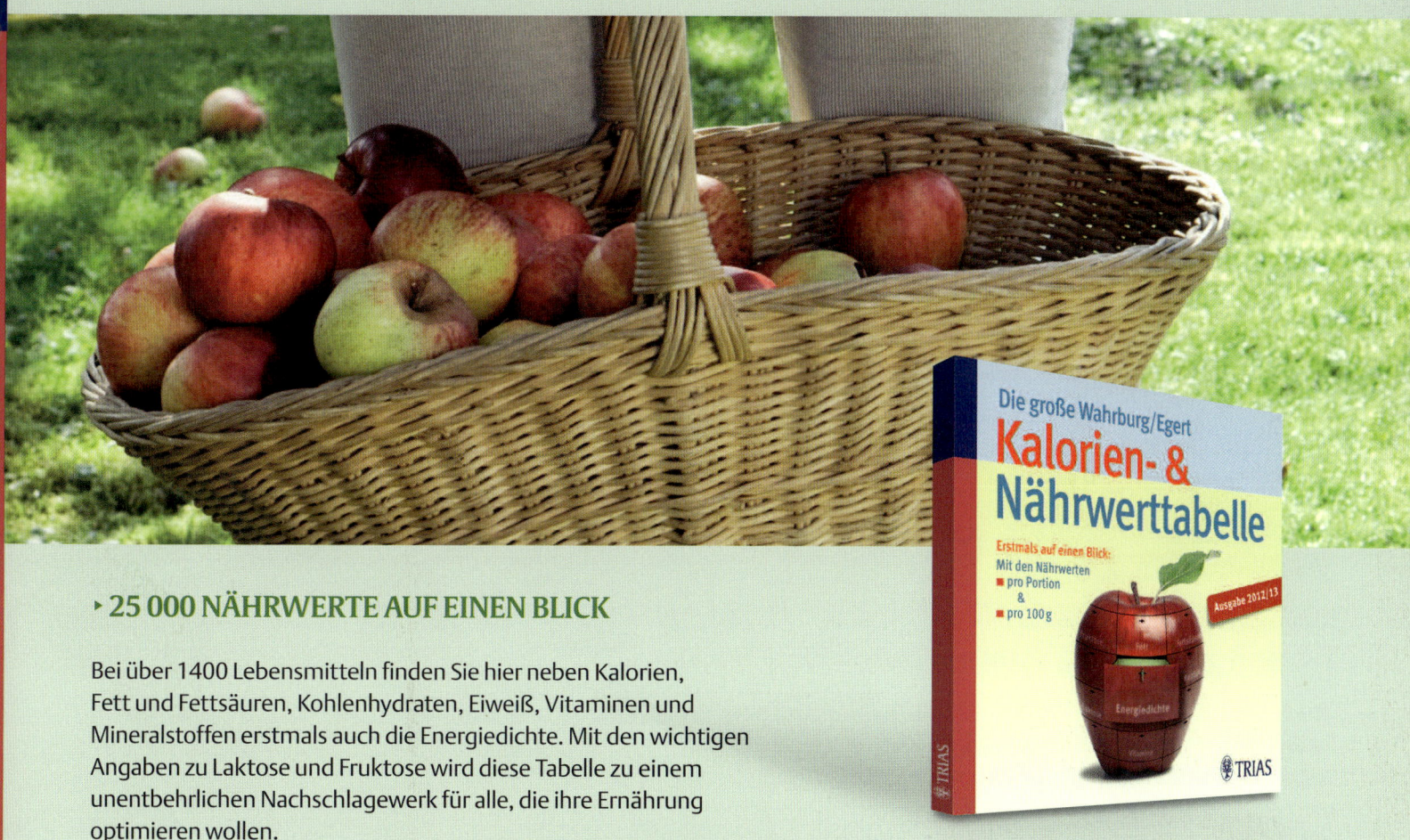

Gut beraten –
gesund ernährt

▸ **25 000 NÄHRWERTE AUF EINEN BLICK**

Bei über 1400 Lebensmitteln finden Sie hier neben Kalorien, Fett und Fettsäuren, Kohlenhydraten, Eiweiß, Vitaminen und Mineralstoffen erstmals auch die Energiedichte. Mit den wichtigen Angaben zu Laktose und Fruktose wird diese Tabelle zu einem unentbehrlichen Nachschlagewerk für alle, die ihre Ernährung optimieren wollen.

Jetzt auch für Ihr iPhone:
Die Nährwerte-App

Die große Wahrburg/Egert
Kalorien- & Nährwerttabelle

Erstmals auf einen Blick:
Mit den Nährwerten
■ pro Portion
&
■ pro 100 g

Ausgabe 2012/13

TRIAS

Wahrburg/Egert
Die große Wahrburg/Egert
Kalorien- & Nährwerttabelle
€ 14,99 [D] / € 15,50 [A] / CHF 21,–
ISBN 978-3-8304-6067-1

Titel auch als E-Book

www.trias-verlag.de

Wissen, was gut tut. TRIAS

figura *flex*

DER SCHMACKHAFTE TRENNKOST-DIÄTSHAKE

Die figura*flex*-Vorteile für gesundes Abnehmen

- figura*flex* ist schnell und einfach zubereitet
- figura*flex* ist eine vollwertige Mahlzeit mit nur 220 kcal
- figura*flex* ist abwechslungsreich mit 6 trendigen und schmackhaften Geschmacksvariationen
- figura*flex* sorgt für mehr Wohlbefinden
- figura*flex* hilft Ihnen, flexibel zur Wunschfigur zu kommen

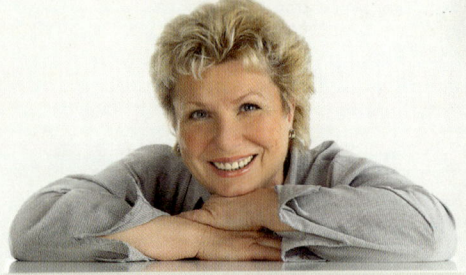

Empfehlung von Trennkostexpertin Ursula Summ

„Ich empfehle die neuen einzigartigen figura*flex* Trennkost-Diät-Shakes als vollwertige Mahlzeiten, da sie meine Thesen der gesunden Trennkost-Ernährung mit all seinen wichtigen Nährstoffen perfekt ergänzen."

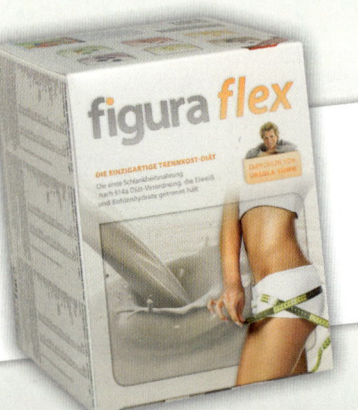

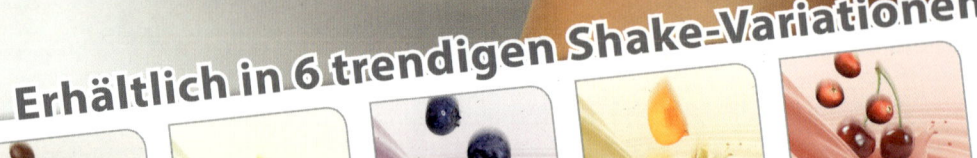

Erhältlich in 6 trendigen Shake-Variationen

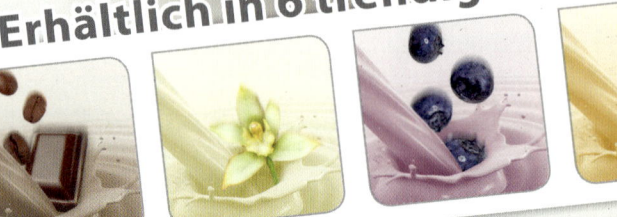

Mehr Informationen unter: www.figurapharma.com

Erhältlich in Ihrer Apotheke (PZN-9729429)